吃不胖的

免疫力飲食法

消化外科醫師
石黑成治
著

食べても太らず、免疫力がつく食事法

林巍翰—譯

利用常見的6種食材
提高免疫力

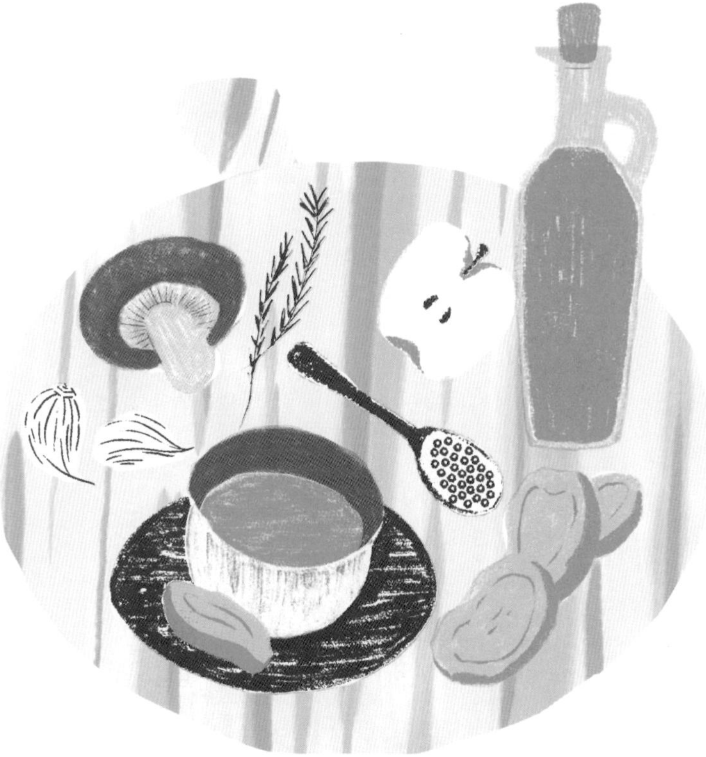

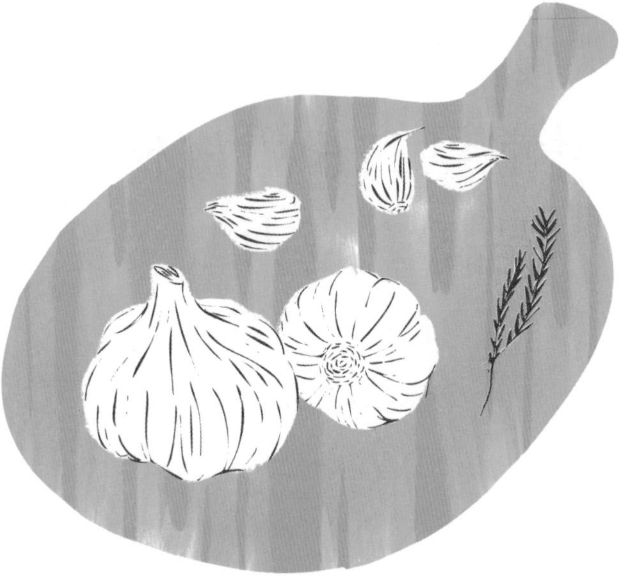

大蒜

1

提高免疫力的食材

Garlic

大蒜中富含菊糖(inulin)，又稱為菊苣纖維，是膳食纖維的一種。大蒜可形成改善腸道環境的比菲德氏菌(益生菌的一種)，防止導致疾病的壞菌增生。

此外，也含有能幫助免疫系統和細菌對抗的化合物蒜氨酸(alliin)。當我們搗碎或咀嚼大蒜時，蒜氨酸會產生蒜素(allicin)，這是大蒜最主要的成分。而大蒜特有香味的成分就是來自蒜素裡的誘烯醚。蒜素的代謝產物可提高體內的免疫功能，刺激巨噬細胞、淋巴球、自然殺手細胞、樹突狀細胞、嗜酸性球等，使其活性化。

研究指出，服用含有大蒜萃取物成分的保健食品，可以刺激淋巴球增高，減輕感冒和流感的症狀，並縮短痊癒的時間。有資料顯示，秋天時若能服用含有大蒜萃取物的保健食品十二個星期，冬天時感冒的機率可以降至六三%。

生薑

2

提高免疫力的食材

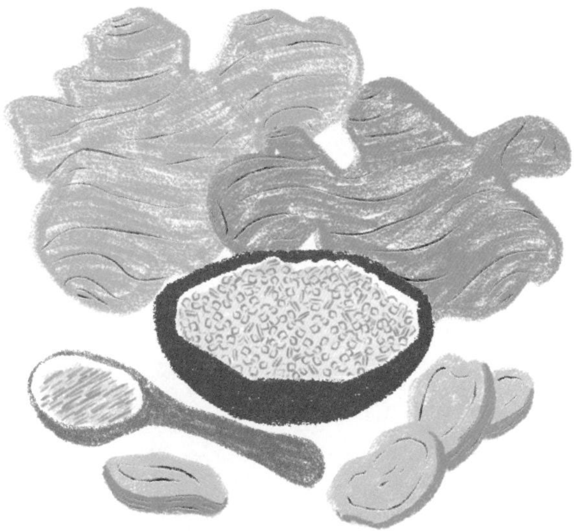

Ginger

薑可以幫助消化緩解噁心想吐的感覺，還能改善流感和感冒的症狀，不論在傳統醫療或替代醫療上都有長久的歷史。

薑獨特的香氣和味道來自成分中的薑醇(gingerol)，這是薑主要的生物活性化合物，擁有強大的抗發炎和抗氧化作用，因而有改善關節痛和生理痛的效果，也能改善腦部發炎狀況，預防失智症。

而且，薑還具有促進腸胃蠕動的作用，可盡速排出囤積在胃裡的食物。又因為擁有抗菌活性和抗真菌活性，可以抑制多種細菌和真菌的增生。例如：能有效對抗口腔內的壞菌，除了能夠預防牙周病，還能強化抵抗力來對付引發感冒的呼吸道融合病毒。

感冒時，可以把薑片放入水中煮十五分鐘，再加入新鮮檸檬和蜂蜜，作成薑茶來飲用，便能有效緩解症狀。

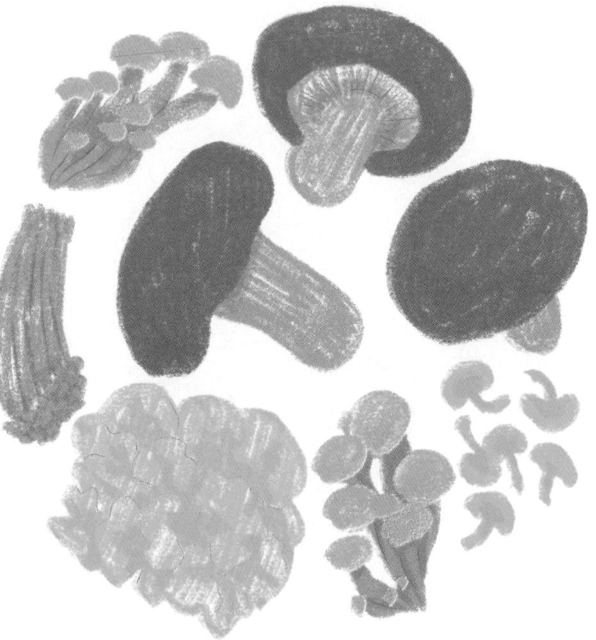

菇類

3

提高免疫力
的食材

Mushroom

菇類有許多不同的種類，除了常見的香菇、金針菇和舞菇外，還有靈芝、白樺茸、猴頭菇和冬蟲夏草等藥用的菇類。菇類擁有豐富的膳食纖維，對腸道有益，也是提高免疫力不可或缺的物質。

β-葡聚醣是菇類水溶性纖維的一種。根據多年的研究報告指出，β-葡聚醣是最佳的免疫調節劑(在體內活化免疫機能的物質)，但是有關治療癌症效果的研究，目前仍在進行中。在日本，使用香菇萃取物的抗癌藥物則已經行之有年。至於在市面上販售宣稱具有抗癌功效的菇類粉末，雖然未必全是騙人的說法，但仍建議尋求正當的醫療管道會比較保險。

長時間高強度的運動會降低人體的免疫力，因此，頂尖的運動員非常容易生病。有報告指出，秀珍菇裡的β-葡聚醣可以促進淋巴細胞增生，能讓頂尖運動員不容易感冒。

蘋果醋

4

提高免疫力
的食材

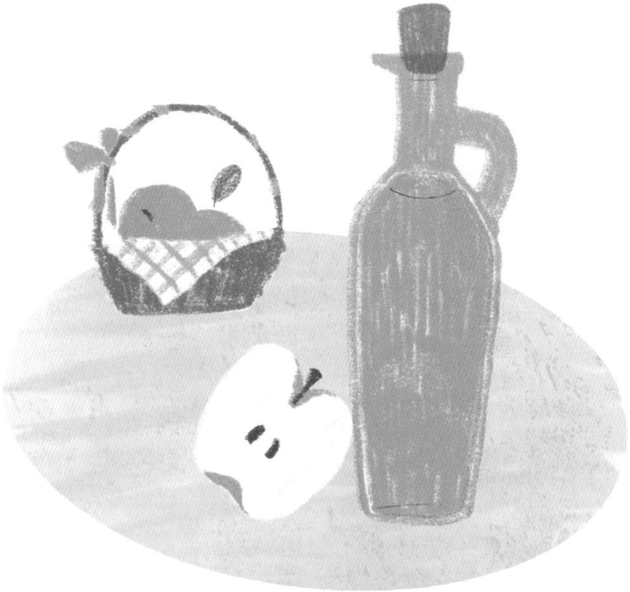

Apple cider vinegar

蘋果醋是讓蘋果汁發酵後製成的醋，它的味道和熟成的紅酒相近，酸度高且具有強烈的香氣。蘋果醋有高濃度維生素C、膳食纖維，而醋酸則有提高人體免疫力的效果。正如英文諺語「一天一蘋果，醫師遠離我」所言，蘋果是有益身體健康的好水果。

蘋果中的蘋果多酚具有強大的抗氧化作用；膳食纖維蘋果果膠（apple Pectin）能促進腸道蠕動使排便順暢，具有整腸的效果。選擇含有「mother」（沉澱物）的蘋果醋，效果更棒。

雖然目前還沒有蘋果醋能增強對抗感冒的相關研究報告，但富含維生素C和好菌的蘋果醋，自古以來在民間療法中就已經當作藥物來使用。古希臘人會把醋和蜂蜜混合調製成蜜醋（oxymel），做為預防感冒的藥物使用；用水把蘋果醋稀釋後，也可當作含漱藥（漱口水）。

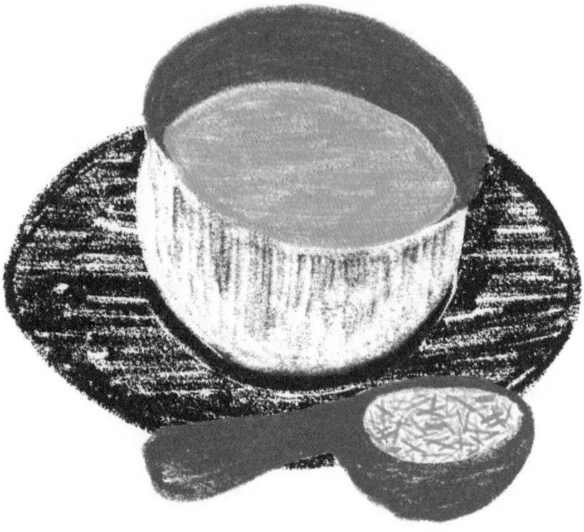

綠茶

5

提高免疫力
的食材

Green Tea

綠茶是種超級食物(super food)，有許多研究報告指出，綠茶對預防心血管疾病、癌症和抑制糖尿病惡化都具有效果。

綠茶最主要的成分是兒茶素，其中又以表沒食子兒茶素-3-沒食子酸酯(EGCG)最能抑制發炎和保護血管，還有抗病毒的效果，可以抑制流感病毒、HIV病毒、B型和C型肝炎病毒以及單純皰疹病毒(HSV)增生。

有報告指出，EGCG對於新型冠狀病毒或許具有抗病毒的效果。同一份報告也表示，薑黃中的薑黃素和綠茶一樣，都可能成為對抗新型冠狀病毒的生力軍。

薑黃是製作咖哩時常用的香料。沖繩縣有栽培薑黃，對日本人來說也比較容易取得。薑黃的風味獨特，比較不適合拿來直接飲用。

薑黃茶拿鐵

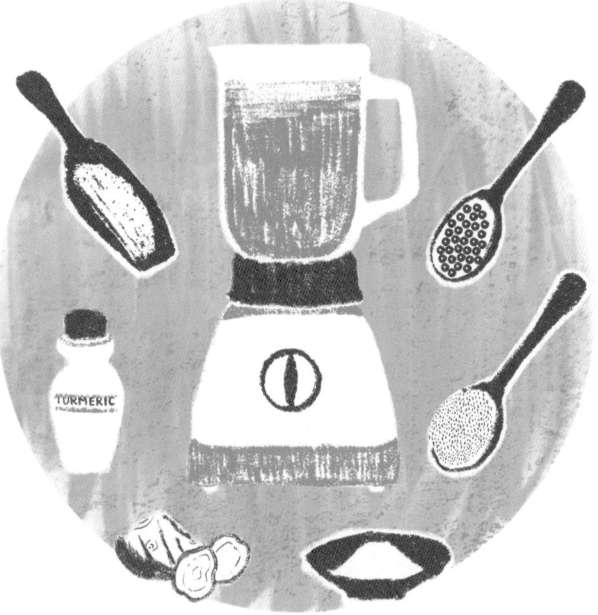

6

提高免疫力的食材

Special Drink

【材料】

- 綠茶粉……1小匙
- 薑黃粉……1／2小匙
- 生薑泥……生薑1公分磨成泥
- 喜馬拉雅岩鹽……少量
- 黑胡椒……少量
- 草飼乳清蛋白(grass fed whey protein)……20克

把以上材料加進200至250㎖的熱水中，用攪拌機混合均勻後就完成了。
喜歡喝甜一點的人，可以加入少量甜菊或蜂蜜；不喜歡粉末口感的人，可以用椰奶或杏仁奶來取代熱水和草飼乳清蛋白。

目錄

第四章 提升免疫力的生活習慣，能讓身體煥然一新

前言

為什麼肥胖會使身體變差？

「喔喔，腹肌重現江湖啦……」

這是某天我在醫院值班時的事，就在我打算沖個澡把衣服脫下來的時候，發現鏡子裡的自己，腹部可以看到肌肉的線條了！

「上次出現腹肌不知道是幾年前的事了？」

進入大學後，我並沒有好好用功讀書，反而熱衷於橄欖球社團的活動，因為每天都在健身，所以腹肌顯而易見。但自從當了外科醫師後，將近二十年以上，不但沒有時間做運動，連吃飯時間也不正常。

在大學醫院工作時，每天手術行程滿檔，一床接著一床不停地開刀，被醫院緊急召回也是家常便飯。記得有一次，一整個星期我待在家裡的時間竟然只有六個小時而已。在這種狀況下，不知不覺我的腹肌消失了，而肚子和臀部則堆積了大量的脂肪，體重比學生時代增加了十公斤。

早上起床時，只覺得倦怠且提不起勁，甚至連走樓梯的體力也沒有，就算只是上一層樓也要搭電梯。我曾經因睡眠不足，而在電梯裡睡著了。每天我都無精打采，在醫院工作時總覺得肩上好像壓著重物。

「不能再這麼過下去了！」當我開始這麼想的時候，腦中首先浮現的是喝營養補給飲料。醫院中的便利商店裡擺滿了各式各樣的營養補充飲料，雖然我試喝了各種廠牌，狀況卻依然沒有改善。接著，我上網以關鍵字「疲勞　改善　保健食品」搜尋，買了一些看起來不錯的產品服用，身體仍然沒有任何變化。我已經盡己所能，結果卻徒勞無功。

「如果忙成這樣，就只好辭掉大學醫院的工作了……」太太也覺得我若長此以往繼續這樣下去說不定哪天會過勞死，所以支持我辭職。半年後，我正式離開了大學醫院。

和一本書的邂逅，徹底改變了我的身體狀況

二〇一八年三月某個寒冷的夜晚，我和家人在回家的途中，二兒子說他想去經常光顧的二手書店晃一下。雖然我平常逛書店時不會特別逛到健康類書籍區，但那一天不知為何卻心血來潮走了過去，有一本書就這麼映入了眼簾。這本書就是由艾薩克．瓊斯（Isaac H Jones）所著的《超一流的飲食方式》（超一流の食事術）。

這本書並不厚，我站著翻看時突然產生「讓自己恢復元氣的方法原來就是這個」的想法。之後，我試著按照書中的內容來改變自己的生活型態，結果才短短兩週的時間，身體狀況就有改善。首先是早上起床時的感覺很好，到了下午也不會昏昏欲睡，甚至連痘痘都消失了。

正當我覺得「這真是太神奇」的時候，剛好得知瓊斯要來日本舉辦講座的消息，當時我毫不遲疑立刻就報名參加了。透過那場講座，我了解到腸道的重要性，以及如果腸道發炎，將會影響我們日常生活中的作息，也學習到改善的方法。

原本我是因為身體狀況不佳而向大學醫院提出辭呈，但等到真正要離開時，反而已經處於身心充實的狀態，而且也經營了自己的事業。

體內脂肪是身體狀況的警示燈

人的身體是一個有機的集合體。因此，體內的器官沒有任何一個能夠獨立運作。激素（hormone，也稱作荷爾蒙）和傳導物質（細胞激素、神經傳導物質），都是藉由數量繁多的微生物所組成的網絡（人類微生物群系）連結在一起。如果你覺得頭痛的原因是出在腦部，膝蓋疼痛就是膝蓋出問題的話，這樣的想法是不正確的。就算甲狀腺的功能出了狀況，也不全然都得歸咎於甲狀腺。

疾病往往都只是冰山露出的一角而已。我們看見的只是能辨識出的疾病而已，至於疾病真正的成因，大部分都潛藏在水面下，而所謂真正的成因就是「慢性發炎」。

當我們體內出現慢性發炎症狀，身體許多地方就會出現異狀。除了消化吸收、激素和免疫系統會出現問題之外，更會引發各種機能不全的情況。有些人會因此出現高血壓、脂肪代謝異常、血糖值升高、骨質疏鬆、憂鬱症，甚至是癌症等症狀。此外，慢性發炎還會阻礙免疫細胞發揮作用，讓人容易傷風感冒。

慢性發炎並不需要透過抽血檢查才能得知，最簡單的檢測方法就是觀察體內是否囤積過多的內臟脂肪。如果你的體內囤積著大量的內臟脂肪，那肯定就有慢性發炎的症狀，這是因為慢性發炎會讓人身材走樣，而且很難瘦下來。除此之外，還會降低人體天生所具有的免疫力。

從二〇二〇年二月起，新冠肺炎病毒開始肆虐全球。世人無不畏懼這種病毒的傳染力，以及它所造成的重症比率（進入加護病房或死亡）。電視上不斷播放世界各地因全球大流行而陷入恐慌的狀態。日本社會也深受這種未知病毒的威脅。

免疫力低下，也會增加重症的風險

新冠肺炎的重症患者中，絕大多數是本身就有高血壓、糖尿病病史的肥胖患者。因為內臟脂肪較多的人，身體的免疫機能本來就處於異常的狀態。也因此，他們一輩子都得活在擔憂病毒來襲的恐懼情緒中。

放眼歐美國家，肥胖人口的比率逐年增加。在美國，體重過重和肥胖（BMI數值二十五以上）的比率竟高達七一．六％，而英國也有六四％。從這樣的數字我們不難想像，肥胖會對罹患新冠肺炎的患者和死亡人數帶來多大的影響。

那麼，日本人身材苗條嗎？答案是否定的。根據二〇一八年的統計資料顯示，日本二十歲以上的男性有三二・二％、女性有二一・九％是體重過重或肥胖。因為受到飲食習慣改變、運動量不夠和壓力過大的影響，今後這個比率恐怕也不會下降。

我們有必要把肥胖視為一種疾病來看待了。人體其實存在著自然治癒力。即使這陣子稍微吃得多一點，只要有良好的生活型態和壓力管理，自癒力就可以發揮作用，不會讓內臟脂肪囤積在體內。因此，當內臟脂肪過多而使身材變形時，表示健康狀況已經產生異常。

懂得瘦身的原理，身體狀態也會獲得改善

因新冠肺炎肆虐的影響，目前人們對健康的關心程度更甚以往。應該也有不少人心中暗忖，何不趁這個時間點來節食減重呢？然而，如果沒有嚴謹計畫就實行限醣飲食，雖然短時間內的確可以瘦下來，但卻不是健康的減重方式。因此我們必須知道，限制醣類攝取的注意事項，例如：

- 什麼是健康的飲食方式？
- 怎麼吃才能提高免疫力？

本書內容從我在四個月內瘦下十四公斤，重新找回六塊肌的方法開始談起，接著會說明調整腸道環境和提高免疫力的方法。我線上課程的學生們，也都親身體驗這些方法，而使身體狀況獲得了大幅改善。接下來，就輪到你來見證囉。

二〇二〇年八月吉日

石黑成治

第

一

章

吃的正確，
才能健康瘦
又不復胖

1 節食讓我有好氣色，還在四個月內減重十四公斤

從二〇一九年春天開始，我做了新的嘗試。

為了嘗試實踐這位外國作家瓊斯書中的內容，我購買了活到這把年紀為止，從來沒有買過的椰子油和酥油（ghee，這是從奶油中去除乳糖和蛋白質後留下的物質）。

那本書寫了許多我前所未聞的內容。例如：過去我理所當然地認為，把醣當作能量來源的代謝方式，僅限於體內儲備的醣而已，因此若是很容易疲憊、體力不夠，就得經常補充醣分。但事實正好相反，若我們利用以脂肪為能量來源的代謝方式，就不會發生體力差的問題了。

在我改採以脂肪為能量來源的代謝方式後，我一整天都能精神奕奕，也覺得自己變得更有魅力了。大學醫院外科醫師的飲食習慣都不太規律，從早到晚一直忙於進行手術也是司空見慣的事。手術結束後到深夜為止，還要巡視病房和手術後的管理，根本忙到

沒時間吃飯。因此才會一直吃巧克力或餅乾這些含糖量高的食物來補充能量。

瓊斯提出的飲食方式很簡單，只要控制醣類，並攝取大量優質的油脂。對我來說，這種飲食方法真是前所未聞。然而身體的疲勞感以及腹部和大腿變胖的狀態，既然已經持續了一年以上，總要想些新的辦法來解決才行。

於是，我把早餐內容改為只喝椰子油和加入酥油的咖啡而已。不可思議的是，直到中午我竟然都沒有餓的感覺。因為在大學醫院裡只有便利商店販賣東西，所以午餐就以堅果和水煮蛋果腹，手術前再喝一杯加入椰子油的咖啡就上陣了。

白天時沒有好好攝取的營養，就靠晚餐加入大量橄欖油的超大份量沙拉，和不用沙拉油烹調的料理補充。除了可以攝取足夠的優質油脂（酪梨、草飼牛肉、天然魚類）外，再配上一小碗飯就足夠了。

這樣的飲食立刻產生了效果。雖然過去我一直過著以攝取醣類為主的生活，但卻很快就適應了以脂質為主的飲食型態。到了第二週，我感受到身體變得輕盈，日常生活的表現也變得更好。

過了一個月以後，雖然自己的體重幾乎沒有改變，但臉部的浮腫消失了，頭皮上的小疙瘩和臉上的痘痘不見了，腹部的脂肪也變得較為柔軟。

周末因為有時要和家人一起在外面用餐，因此無法執行嚴格的飲食控制，但從第二個月起，我的體重卻開始緩慢下降。肚子和臀部附近的脂肪也減少了，穿褲子時已經不會感到緊繃。雖然那時並沒有特別做什麼運動，但腹肌的輪廓卻開始浮現出來，體重也下降了。四個月後，體重從原本的八十八公斤降至七十四公斤，身材精實不少。意外的是，雖然我的體重掉了這麼多，卻沒有人發覺我減肥成功。

之後我的學生們也和我一樣，在減重後很少被發現，所以我才了解這種飲食法可以讓人瘦得健康又有活力。因為就算體重下降，臉部也不會凹陷或顯得無精打采，除非體重劇烈地大幅下降，否則身邊的人的確很難注意到。因為攝取油脂的緣故，膚色看起來也會很潤澤，周圍的人都認為這樣的減重法瘦得「很健康」。

2
顛覆醫師三觀的生酮飲食，攝取過多熱量居然還能瘦下來?!

「控制醣類攝取，吃進優質油脂」——因為有利用這種方法減重成功的經驗，所以才徹底顛覆了我過去認為「控制脂質攝取＝節食」的觀念，同時也讓我興起想要了解這套運作機制背後的想法。

目前市面上所推薦的均衡健康飲食，比重如下：

碳水化合物　六〇%
蛋白質　一五%
脂質　二五%

但我所執行的飲食方式佔比如下：

碳水化合物　二〇%

蛋白質　三〇%

脂質　五〇%

從比重上來看或許有點極端，這種飲食方法稱為「生酮飲食」，目前在歐美各國非常流行。

藉由生酮飲食誘導出酮體，以此作為身體的能量。這種飲食方式在一九二〇年代問世時，原本是用來治療癲癇疾病，因為去除碳水化合物的飲食方式，是可以預防癲癇發作。之後隨著藥物發展不斷進步，這種飲食法也就被淹沒在歷史的洪流中了。

直到最近這幾年，生酮飲食做為減量飲食法和糖尿病的治療方式，才再度受世人矚目。[1]

每天攝取超過三千大卡，一個月後竟還減輕五公斤

酮體是肝臟把脂肪酸合成後得到的物質。其實直到前幾年，**醫學教育都仍告訴醫師「酮體對身體不好」**。

這是由於糖尿病患者會因缺乏胰島素，而引發嚴重的酮酸血症。有這種症狀的病患身上會發出一種獨特的動物氣味，而這種氣味的源頭就是酮體。一旦人體發出這種氣味時，健康狀況都相當不樂觀，需要進行急救才行。

在上述的病症中，血液中酮體的濃度高達一〇mmol／L。但在把酮體當作身體的能量來使用的「酮症」狀態下，酮體的濃度維持在〇．五至三mmol／L的範圍內，因此和酮酸血症是完全不同的狀態。

我自己也會使用在美國購買的檢測器，在每天一早醒來後，先測量自己的酮體數值是否在合適的濃度範圍內。

剛開始進行生酮飲食時，我把重點放在攝取足夠的油脂，並減少醣分，至於蛋白質的量則不會太在意。因此我會吃一大塊牛排（草飼牛肉），搭配淋上大量橄欖油的生菜沙拉，如此一來，每天攝取的卡路里雖然輕易就超過了三千大卡，可是我的體重還是以

每個月四至五公斤的程度持續下降。

為了要控制體內的激素，還是需要考慮到蛋白質的量才行，關於這一點我在後面的章節會再做說明。

3 一定要限制醣的攝取量嗎？

「減醣」一詞，現今恐怕沒有人不認識。許多想要減肥的人，無不以此為努力的目標。大型減肥瘦身公司所提供的飲食指導，其基本方法也是在執行「限制醣類攝取」。研究結果也顯示，這類的飲食指導，從短期來看的確能達到顯著的瘦身效果。[2]

有項研究，是以被診斷為肥胖（BMI三十至四十kg／㎡）的三百零七人（男性九十九人，女性二百零八人）為對象，這些人依飲食方式的不同，被分成兩組。

I組提供低脂食物並限制卡路里。他們攝取的食物，遵守五五％碳水化合物、三〇％脂質、十五％蛋白質的比例。

II組在最初的十二週裡，每天只提供碳水化合物（沒有限制脂質和蛋白質）二十克，之後才逐漸增加碳水化合物的攝取量。

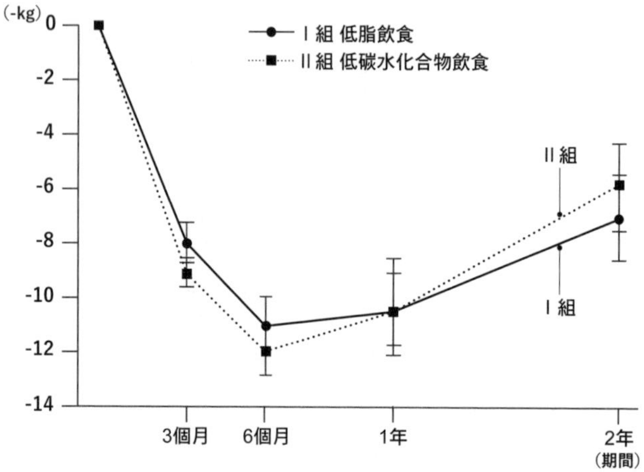

上圖的縱軸為減少的體重，橫軸為時間，正如圖中的結果所示，最初三個月低碳水化合物飲食的組別，體重明顯下降較多，這樣的情形繼續維持到實驗開始後第六個月。限制醣類攝取的組別，體重減少的效果相當顯著。

然而，我們如果繼續往下看就會發現，一年後兩個組別減少的體重已經相同了，兩年後甚至出現逆轉。

雖然這裡不詳細介紹該研究進行的過程，但推究上述狀況出現的原因，應該可以了解到，**要長期維持低碳水化合物的飲食方式是相當困難的事**。

其實只要稍微思考就能明白，ＢＭＩ三十至四十kg／㎡的人，體重大概都超過一百公斤。花了兩年以上的時間努力節食減重，卻只瘦下七公斤左右，實在很難稱得上成功。

另外，低碳水化合物的飲食，尤其在嚴格限制醣類攝取的最初三個月內，容易讓人產生口臭、口渴和便祕等現象。

嚴格控制卡路里和醣類，可能會危及生命

在沒有接受飲食限制指導下，擅自嘗試節食減肥時，如果採取極端的飲食控制和限制醣類的攝取，將會產生一定的風險。目前已有研究指出，如果在執行節食之初操之過急，甚至會對生命造成威脅。

這個研究以二十一位BMI三〇kg／m²以上的肥胖者為對象，進行限制卡路里的飲食（八百大卡／日：食物中有六〇％為醣類），然後觀察他們心臟功能的變化。[3]開始進行限制卡路里飲食一個星期後，這些研究對象的身體開始出現變化，他們血液中的脂肪酸（中性脂肪分解後產生的物質）迅速上升。經過MRI檢查後，發現他們心臟的脂肪竟然增加了四四％，與此同時，這些人的心臟功能也呈現衰退的現象。

為什麼會出現這種脂肪累積在心臟的現象呢？這可能是受到快速上升的脂肪酸影響

所致。在人體用來做為能量來源的醣類消失後，脂肪酸會成為細胞內做為代謝的能源。進行飲食限制時，為了補充不夠的能量，會從體脂肪中動員更多的脂肪酸。這種現象在限制醣類攝取的飲食狀態下，會更加明顯。

希望大家要記住，在改善飲食習慣初期，如果採取過於激進的卡路里和醣類限制，是非常危險的。方法如果有誤，還可能會引發心臟病。

根據研究報告指出，雖然限制醣類的攝取，的確能降低血糖值和糖尿病狀況改善指標糖化血色素（HbA1c）的數值，還能減少中性脂肪，具有諸多好處。但短期內卻存在使心臟功能惡化的風險，因此很難長期持續進行。

正如研究報告指出，為了減重所採取的限制醣類攝取，從長期來看對健康並無好處，因此，想用這方法來減肥需要三思才行。

4 為什麼減少卡路里攝取，還是瘦不下來？

「想要瘦下來，就要吃低卡路里的食物」，這個想法一直以來都被大家奉為不容質疑的信條。

然而，相信這句話，也親身實踐的人，卻往往沒有得到任何效果。

體脂肪增加量＝「攝取的卡路里」－「消耗的卡路里」

這條公式是正確的。

因此，只要攝取的卡路里比消耗的卡路里少的話，從公式上來說數字應該會變成負數，也就是體脂肪減少。以一天減五〇〇大卡來算，一個星期努力下來就能減少三五〇〇大卡，換算約可減少三八〇克左右的脂肪。

但如果想要前面這個理論成立的話，前提必須是，消耗的卡路里得維持在一定的情況下。消耗的卡路里中，還包含基礎代謝率和從事運動所消耗的部分。

限制卡路里攝取，反而造成基礎代謝率下降

研究報告顯示，基礎代謝率在限制卡路里的階段的確會減少。[4]這是以測量輕度的卡路里限制飲食（減少一日攝取量的二五%）和中度卡路里限制飲食（直到體重減少十五%為止，每天減少八百九十大卡）後所得到的結果。不論是執行哪一種飲食限制的人，在六個月後，輕度卡路里限制者和中度卡路里限制者，其基礎代謝率分別下降了四%和九%。基礎代謝率和人們沒有活動時（尤其是在睡眠中）的卡路里消耗有關。因為睡眠時脂質仍會燃燒，所以基礎代謝率的低下和脂肪燃燒低下之間有直接的關係。開始限制卡路里後，體溫馬上就會下降，造成基礎代謝率降低。這個現象是單純的人體自然反應，當體內的卡路里不足時，因為不想餓死，所以只要遇到卡路里攝取量減少情況，身體就會無視我們的意志，自動降低基礎代謝率來取得平衡。所以我們體內本來就具備了配合減少的卡路里攝取量來降低基礎代謝率，好讓體重不會往下掉的設計。因

此，從理論上來說，只靠限制卡路里的攝取量，是瘦不下來的。

另外也有研究顯示，有人花了七年的時間努力執行限制卡路里的飲食，可是體重最終並沒有任何變化。

這個實驗是在以一群平均體重七十七公斤，平均BMI值為二九·一kg／㎡，共四萬八千八百三十五名女性的研究中，限制卡路里群組（一萬九千五百一十七人）的人，每天都減少攝取三百六十一大卡。她們堅持了七年之久，雖然在第一年體重約減少了二·二公斤，但之後體重卻緩步上升，最後還是回到了基準點的體重。這群人並非沒有遵守限制卡路里的規定，而是就算嚴守規定還是得到這樣的結果。

正如上述的研究所示，限制卡路里的群組在初期階段，體重的確降了下來。相較於卡路里的限制量，在基礎代謝率下降較少的期間，體重會減輕，但這個下降的數值多寡無法預期，因此才會經常發生，就算人們為了減肥而限制卡路里的攝取量，可是體重還是降不下來的情況。其原因就在於我們的身體也會進一步降低基礎代謝率，利用較少的卡路里來維持身體的機能。

當體重恢復到原來的水準後，因為基礎代謝率仍維持在低檔，所以反而會讓體重增加。這時候如果增加卡路里的攝取量，就會立刻復胖。「只要減少卡路里的攝取量，時間久了體重就會自動減少」的觀點，不過是一種幻想罷了。因此，只想藉由減少食物的量並非成功減重的理想方式。

5 為什麼做運動，還是瘦不下來？

讀完前一節後，我想大家都已經了解，為什麼只減少食物量（也就是減少卡路里的攝取）仍瘦不下來的原因了。

但或許還是有讀者會想，那如果增強消耗卡路里的話，總能變苗條吧。為了減肥而開始運動，的確是每個人都會做的嘗試。可是只要做運動就一定瘦得下來嗎？

的確，消耗的卡路里是基礎代謝率和運動量的總和。體重七十公斤的人，如果以時速六公里的速率跑步二十分鐘，也不過只消耗了一百零五大卡而已。如果我們以一天攝取的卡路里為兩千大卡來看，相對應的基礎代謝率差不多也是這個數字，因此透過運動所能消耗的卡路里只佔了五%左右。就算把跑步的時間增加一倍，消耗的熱量也差不多是一碗飯的量（兩百五十二大卡）而已。這個數字實在無法預期能帶來瘦身的效果。

就算努力運動，一年也只會瘦下一到兩公斤

然而在現實生活中，的確有許多人為了想瘦下來而開始運動。在一般人的印象裡，只要持之以恆運動就能瘦下來。

在以四百六十二名四十五到七十五歲停經後女性為對象的研究中，她們依不同的運動類別分成三組，還有另一個不做任何運動的組別，在六個月後分別測量體重和腰圍的變化。運動強度設定為最大氧氣攝取量的五〇％（一般稱為中度），能量消耗為四、八、十二大卡／kg，一個星期分別運動七十二、一百三十六和一百九十四分鐘。

被分到運動群組的人，有九九％在六個月之內都認真持續地運動。一週之內從事運動七十二分鐘、一百三十六分鐘和一百九十四分鐘三個組別的人，體重分別下降了一．四、二．一和一．五公斤。

平均體重為八四．二公斤的女性，就算在六個月內努力做運動，體重也只減少一至兩公斤。而且即使加大運動量，也不會讓體重降更多。

另一項加入男性受試者的研究中，是採取每週六天、一天六十分鐘的中強度有氧運動。在這個研究中，男性的平均體重為九六．一公斤，女性為七七．九公斤。一年過後

體重減少的數字，男性為一．八公斤，女性為一．四公斤。[5]

這篇研究論文最後做出的結論為「運動對身體有益，和沒有做運動的人相比，前者的體重下降且內臟脂肪減少，因此運動值得推廣」。運動確實能預防肥胖，但如果對肥胖者說：「每天做六十分鐘的運動，一年後就能瘦一至兩公斤喔」，你認為聽到這句話的肥胖者會有躍躍欲試的動力嗎？

「犒賞自己一下」是甜蜜的陷阱

為什麼運動無法有效的減重呢？其實有經驗的過來人都知道，運動後當天的胃口是不是也同樣變好了呢？而且很可能還會拿今天有運動當作藉口，用喝啤酒和吃蛋糕慰勞自己。因為做完運動感到疲累後，人們就不會再去從事積極的行為了。這種情況稱為「代償行動」，也就是人們會想用任何形式，來彌補（代償）消耗掉的卡路里。

在美國一項以小學生為對象的研究中，也可以看到人類的代償行動。這個研究觀察五百三十八名小學生在運動後，卡路里的攝取量會發生什麼變化。結果顯示，只要每增加一小時的運動量，孩子們攝取的卡路里就會增加兩百九十二大卡。

做運動對身體健康能帶來諸多好處，這一點無庸置疑，我們的確每天都應該做運動。然而，如果是為了減肥而開始跑步的話，那麼這個行為就只能起到杯水車薪的效果。

6 就算瘦下來，仍得面對復胖的惡性循環

這個社會上的確存在為了減肥努力不懈且意志堅定，最後也如願以償的人。

我從大學時就認識的一位前輩醫師，他採取完全不吃任何食物的方法，在三個月之內瘦了三十多公斤，幾乎變成另外一個人。能夠持續三個月的確需要驚人的意志力，但就算達成減重目標，也不代表事情就此結束。

因為體重一旦減少，身體就要面對生命的危機。

體內有一個稱為「定點」（set point）的基準點。例如：一個體重七十公斤的人，就算他不小心因為多吃而變成七十二公斤的話，大概不到一個星期就會恢復原來的體重。相反的，如果他因為感冒吃不下東西而瘦到六十八公斤的話，也會在回復食慾後，重返七十公斤。

大腦的下視丘控制著定點，並會依據目前累積的脂肪量，來調整人們飲食的量和行

動。為了維持定點，體內有許多激素發揮著各自的作用。而且**這種控制的行為就算在減重成功後，仍會繼續維持一年以上。**

身體具有體重恆定機制

有一份調查報告，是關於在十週之內，透過嚴格的飲食控制，減重達十三・五公斤的五十個人，他們在六十二週後的身體狀態。[6]

飢餓素（ghrelin）是能讓人增加食慾的激素。飢餓素主要由胃的神經內分泌細胞分泌，能夠促進腸胃活動，大幅增加人們的食慾。

每天早上起床時，體內的飢餓素都會上升，讓我們感到「肚子好餓啊！來吃點什麼吧」。只要飢餓素的濃度一直維持在高點，我們就會一直想吃東西，如果不能靠意志力克制住，就會沒有節制的進食。

在檢視前述減重者在六十二週後的飢餓素變動狀態時，發現這些人進食前的飢餓素數值較瘦身前更高。而且飯後兩小時再次上升的飢餓素數值，也較瘦身前高。同時，空腹感和食慾也都是在瘦身後較為明顯。伴隨體重下降而來的基礎代謝率低下，就算在一年後，仍然會保持低水準的狀態。[7]

這顯示儘管減重的目標達成了，體內還是有讓人回復到原本體重的強大誘因。所以從理論上來看，只有意志堅強的人才有可能減肥成功。社會上充斥著減肥失敗，或雖然一度成功，日後又再復胖的人。會出現這樣的狀況，與其怪罪意志力薄弱或生活習慣不好，不如說是我們的身體內，本來就內建了這樣的體重恆定機制。

回過頭仔細想想，既然我們體內存在著「定點」，那麼為什麼還會變胖呢？

一般來說，我們若是想要增胖，其實也沒有那麼容易。關於這一點，距今大約五十年前，美國的佛蒙特大學（University of Vermont）曾經做過「實驗性肥胖」的研究。[8]研究中，要求較瘦的受試者在六個月之內過量飲食，讓體重增加二〇%。等達到實驗要求的增重二〇%，從實驗狀態解放後，這些受試者有好幾個星期都陷入重度食慾不振的狀態，體重更是直線下降。

等到他們的體重恢復到實驗前的數值時，食物的攝取量也回到原先的份量。由此可知，要改變體重的定點並不容易。讓定點上升造成肥胖的原因，應該和體內某種能量系統發生問題脫不了關係。

7 肥胖代表身體正處於異常狀態中，絕不可輕忽

我喜歡利用冰山的圖片來說明健康的狀態。冰山的體積大部分都在沉在海裡，露出海面的只是整體的一部分而已。

這就像我們看到了高血壓這座冰山，但在這座冰山底下其實存在著遠大於露出部分數倍的體內異狀，而血壓上升只是其中顯露出來的部分而已。在海面下的一大部分，是人們日積月累的生活習慣、缺乏營養的飲食生活、狂吃使用添加物和防腐劑的加工食品、整天久坐不到戶外活動筋骨、沒有充足的睡眠來修復身體。正因為上述這些原因的不斷積累，才會讓海面下的冰山持續擴大。

血壓上升只是剛好露出海面，被我們所看到的現象，而其他人可能出現的是血糖值上升、膽固醇、中性脂肪值上升，或是骨頭脆化導致骨折等不同的狀況。

冰山一角的症狀或許每個人都不一樣，但是形成海中冰山的原因，卻幾乎都和個人

混亂的生活型態脫離不了關係。我們能看到的異常狀況，真的只是整體發生變異的一小部分而已。

其中「肥胖」正是冰山露出水面，能被我們觀察到的部分。肥胖是身體健康出問題時會出現其中一種的症狀，指的是脂肪組織內部累積了超過需要的脂肪。尤其是當體內連接胃和大腸之間形成連續狀的大網（內臟脂肪），以及腸道周圍的腸繫膜、腹膜後側的後腹膜等處，累積了大量脂肪，就會面臨許多與健康有關的風險。

脂肪會使身體缺氧

許多人或許並不知道，脂肪組織其實是體內重要的內分泌器官。它既是儲存脂肪的倉庫，還能分泌具有特殊作用蛋白質的脂肪細胞素（adipokine）。脂肪細胞素中含有能控制食慾、誘導血管、刺激能夠分泌胰島素的瘦蛋白（leptin），以及能夠提高胰島素的感受性，具有抑制發炎作用的脂聯素（adiponectin）。

當脂肪細胞中的脂肪不斷囤積時，就會發生「缺氧」的狀況。這就好像我們擠進一節塞滿乘客的車廂，那種喘不過氣的感覺。一旦脂肪組織內發生缺氧的狀況，脂肪細胞素會持續分泌引起發炎的物質，造成血壓容易升高，並誘發血液裡的中性脂肪和膽固醇的數值上升。[9]

我希望大家要知道，脂肪囤積就是身體內重大的內分泌異常狀態。

出現大肚腩，老後請看護

女性的內臟脂肪較少，比較不容易有「啤酒肚」；男性大約在三十多歲以後會開始明顯有啤酒肚，也就是「小腹突出」，這其實就是典型的內臟脂肪過多的情形。

一旦有啤酒肚，同時還會伴隨腹直肌和腹斜肌兩種腹部肌肉的萎縮。因為肌肉萎縮，小腹當然也就跟著鬆垮。隨著年齡增長，肌肉量減少與肌力下降的情形就稱為「肌少症」（sarcopenia），也會使得步行和運動能力等身體機能日漸低下。

為了延緩高齡者請看護照料的時間，只要出現肌少症的情況時就要特別注意。不過，這些問題並不是上了年紀之後才會出現，而是早在出現狀況的十多年前，就已經埋下伏筆了。因此，想要解決肌少症的問題，必須從年輕時就開始預防。

肥胖者可以說是肌少症的潛在危險群，因為身體其實已經明顯出現肌力下降的情況。

8 二十幾歲身材就走樣，當心失智症找上門

發胖就是身體不健康的徵兆，這件事其實大家都心知肚明。除此之外，我還希望大家記住，肥胖和阿茲海默症（失智症的一種）之間的關聯性。

前面已經說過，脂肪組織並非只是一個儲存脂肪的器官而已，同時也是能製造多種激素（荷爾蒙）和發炎物質的內分泌器官。從脂肪組織分泌出來的發炎物質和游離脂肪酸（構成脂肪的成分），是肝臟對其他臟器發生作用後，阻礙了正常的激素活動進而引起發炎的症狀，尤其內臟脂肪更會對身體帶來不良的影響。[10]

由脂肪所誘發的發炎症狀也會影響腦部。身體在發炎時，大腦的能量運用就會處於效率極低的狀態。無法妥善使用能量的大腦，功能會逐漸低落。

阿茲海默症大約在六十歲前後開始發病，這是一種會引發失智症的疾病。但最近幾年，四、五十歲的人就出現阿茲海默症也不是新聞了。日前的研究報告還指出，肥胖者

是出現阿茲海默症的高危險群。[11]究竟引發阿茲海默症的致病因子，是什麼時候開始出現在體內的呢？

在二〇一九年的研究報告中提到，阿茲海默症在體內的發展，有可能從被診斷出來的三十四年之前，就已經開始了。[12]

雖然認知功能的低下，從確診阿茲海默症的十一至十五年前就出現了，但更早之前，阿茲海默症即已存在體內。

如果是六十歲出現阿茲海默症狀的人，那麼他開始發生病變的時期就是在二十多歲的時候。要是一個人在二十多歲時體內就囤積許多內臟脂肪，而導致身材肥胖的話，那麼在他身上很可能已經有失智症的致病因子了。

另外有研究報告指出，內臟脂肪較多的人，還會明顯出現腦部萎縮的情形。[13]該研究利用MRI（核磁共振）來觀察腰圍（內臟脂肪量的指標）和腦容量之間的關係。

大腦表面神經細胞的細胞體存在稱為「灰質」的部位。研究發現，體內脂肪越多的人，灰質則有越少的傾向。除此之外，專司認知功能的部位，也呈現明顯的萎縮，這個結果著實令人擔心將來罹患失智症的風險。

另外，控制食慾的區域也會劇烈萎縮，這意味著內臟脂肪越多的人，有可能越無法控制食慾。

9 健康與生活形態息息相關

當被人問到「你的身體健康嗎」時，你會怎麼回答呢？有人會回答：「因為沒有不舒服的地方，目前應該算是健康吧」，也有些人或許會說：「雖然肚子上有點贅肉，但身體還算健康」、「健康檢查顯示有血糖值偏高的問題，但我精神好得很」。然而上述這些答案，都只是自己「覺得」自己很健康而已，這和實際上健不健康毫無任何關係。

所謂的「健康」，到底是什麼意思呢？

我認為，健康的狀態就是，體內每個細胞都能充滿元氣地活動起來。那麼「細胞缺乏元氣」又是什麼意思呢？細胞要做的事情其實非常單純，只有「吸收所需的養分」和「排出不需要的東西」這兩件事。

當無法吸收所需的養分或排出不需要的東西時，細胞就會出現異常。而細胞出現異常的終極形態，就是癌細胞。

癌細胞會無視體內細胞之間的連結網絡，肆無忌憚地增殖。人體中每天都會出現引發異常的細胞（也就是癌細胞的源頭），在免疫功能正常的情況下，這些異常的細胞會被立刻消滅。[14]因此只要我們能保持正常的免疫力，理論上是不會罹患癌症的。

過去我長年任職於大學醫院和癌症中心，工作內容以進行大腸癌手術為主。當我和住院患者進行訪談時，發現有許多人在三至四年之內，都曾經歷工作過勞、壓力過大、離婚、與人死別和失去寵物等具有心理衝擊的事情。

雖然有些人的癌細胞增殖速度較快，但一般來說，癌細胞要長到肉眼能看到的大小並被診斷出來，通常需要十年以上的時間。[15]也就是說被診斷出罹癌的人，在癌細胞增殖十年以上的期間裡，免疫功能並未妥善發揮作用。

身體由你每天的生活塑造而成

那麼，造成人體免疫功能低下的原因是什麼呢？

二〇〇八年，美國最負盛名的「安德森癌症中心」（MD Anderson Cancer Center）曾發表一篇名為〈只要改變生活型態就能預防癌症〉的論文。[16]

到目前為止，癌症一直被認為是高度受到遺傳基因影響的疾病。但這篇論文告訴我們，**癌症是一種「生活型態病」，有九〇至九五％的癌症只要改變生活型態，就可以防範未然**。然而，像這類的論文，在日本幾乎是乏人問津。

如果免疫力低下的結果是得到癌症的話，那麼採行預防癌症的生活方式和提高免疫功能，就可以有效預防癌症。

那我們該如何改變生活方式呢？方法就是全面修正飲食習慣、運動、睡眠和壓力管理。

- 你是否總是不停地在吃東西呢？
- 你每天都有做運動嗎？
- 你有沒有犧牲睡眠，該休息的時候不休息，把時間花在玩樂上呢？
- 你能夠妥善處理自己承受的壓力嗎？

從現在起，讓我們來一件一件，按部就班地來建立新的生活型態吧。改變生活型態需要花點時間，不能操之過急。而且，如果只靠服用健康食品或營養補充品，是不會帶來正向改變的。

10 瘦下來並非終點

「身材肥胖者首先要減輕自己的體重，只要能瘦下來一切都會變好，身體也會變得健康。」但，事實真是如此嗎？

所謂肥胖，是指脂肪細胞中囤積了過多脂肪，出現「脂質代謝異常」的情況，經常會造成體內的激素、傳遞物質和酵素的分泌異常，這是因為每個細胞中都發生了不同程度的代謝障礙。如果體內每個細胞都處於精神飽滿的狀態，照理來說我們不會感到身體有任何不適，免疫力也不會下降，當然也不會得到高血壓、糖尿病、高脂血症、癌症、肥胖等生活習慣病。

阻礙細胞活動的原因有三個：一**是阻礙細胞發揮功能的毒素**，二**是缺乏必要的營養**，三**是壓力**。因此，只要能夠排出體內的毒素、攝取必要的營養，並做好壓力控管，體內的細胞就能煥然一新。

人體的細胞每天都會進行汰舊換新，腸胃的黏膜約四至五天、皮膚二十八天、血液則大約四個月就會全部更新一次。除了大腦內的部分細胞外，甚至連骨頭和肌肉裡的細胞，也是每天都在更新。這意味著幾年後，你的體內將會是全新的細胞，或許可以說，就是一個新的身體。

但人體畢竟和車子、機械不同，我們只會感到自己變老了，完全沒有經過大翻修的感覺。這是因為這些新生的細胞，都是在過去生活習慣影響下所製造出來的，因此不可能突然出現精神奕奕、充滿活力的細胞。

現在吃什麼，將決定一年後、甚至十年後的你

改善生活型態會帶來什麼改變呢？如果新生的細胞每天都能充滿元氣地發揮作用，那麼做為這些細胞集合體的你，身體狀況又會如何呢？

有研究報告指出，人類原本是可以活到一百一十五歲的[17]，但現實中能活到一百一十五歲的人卻很罕見，原因在於大部分的人都比本來老化的速度還要快。如果不改變生活型態而繼續這樣生活下去，五年後我們的細胞或許會老化十歲以上也說不定。

我們要從今天開始就改善生活型態，而不是等到年老才開始。只要改變生活型態，身體就會發生變化，這和年紀沒有任何關係。因為就算是七十五歲以上的人，一樣也可以強化肌力。[18]

只要身體裡每個細胞都能充滿元氣，那麼你就不會肥胖。就算出現血壓上升、血糖值升高、中性脂肪增加、骨頭脆化、認知機能不若往年的情況，也不會得到癌症。

這裡要再重申一次，肥胖絕對不是健康的狀態，健康的身體是不會變胖的。只要能過健康的生活，自然而然就能解決肥胖問題。

從短期來看，就算我們能讓體重降下來，也只會對身體造成傷害，對健康毫無助益。而且只要一回到原本的生活型態，馬上就會恢復到原來的體重，因此瘦下來絕對不是你努力的終點。

那麼，若想改變生活型態，該採取什麼樣的順序比較合適呢？當然是要先從飲食習慣開始。

我們靠進食獲取能量，同樣也因進食而讓身體受到傷害。每天你所吃進身體裡的食物，決定了一年後、甚至是十年後的你，會成為什麼樣的人。處理這些吃進體內食物的是我們的腸道。腸道如果工作順暢的話，就能有效地吸收養分，還可以排除掉那些對身體來說不需要，甚至會造成傷害的東西。

反之，腸道的機能如果不佳的話，就算我們吃進了優質的食材，也不會產生任何效果。為了重新檢視飲食習慣，並體驗之後所帶來的效果，我們必須把焦點先放在腸道的狀態，也就是腸內環境。下一章就來談談腸道那些事吧。

第

二

章

身體是由
你吃的食物
所構成

1 腸道的價值，連外科醫師都不知道

我擔任消化器官外科醫師，已有二十年以上的手術經驗。雖然我專攻大腸癌，但也會進行切除胃和小腸的手術。腹腔手術中除了肝臟和膽囊等部分臟器外，並不是切除病兆後就結束了。腸道是從嘴巴開始，一個如管狀般連續的構造，如果切除其中一段，就需要把上下兩端再連接起來，這動作稱為「消化道重建」。

這項重建作業是手術中最耗費心力的地方。如果重建的部位綻開，也就是發生吻合口漏情形的話，腸道內的東西就會流到腹腔中。這些東西有許多細菌，所以會讓腹部受到細菌感染而引發腹膜炎，甚至可能演變成奪命的嚴重併發症。所以為了讓重建手術能夠更加安全地進行，醫師都會希望把腸道狀況較佳的部位連接起來。

腸道掌握了七成的免疫機能

體內大約七〇％的免疫細胞都集中在腸道裡。消化道的作用是接收不同的食物，然後吸收人體所需的營養。過程中為了不讓會危害身體的東西進入體內，就需要在腸道裡佈署許多精兵強將來守衛才行。

在切除因外傷或腸道血流不足導致疼痛發生的腸道時，醫師至少得為患者留下一公尺的小腸才行。如果腸道切除後只剩不到一公尺，就無法從飲食中攝取所需的營養，這種情況稱為「短腸症候群」。

因為短腸症候群會使腸道的免疫功能大幅下降，抵抗力也會跟著變弱，甚至惡化到不靠點滴就無法維持生命的地步。因此，切除時一定考慮至少為患者保住一公尺以上的小腸。

然而，實際上醫師通常會多切除一點並非有病兆的部位，這是為了使腸道能安全接合的緣故。此外，大腸雖然有「製造糞便」和「囤積糞便」以外的功能，但由於不太受到重視，所以同樣會以安全為理由而多切除一些。

大腸是腸道菌的家

大腸裡存在超過一百兆個以上的細菌。這些細菌其中的一個主要任務是製造「短鏈脂肪酸」，這是一種有機酸。大腸內的細菌會從膳食纖維和抗解澱粉中，經由發酵製造出短鏈脂肪酸。雖然我們體內沒有分解膳食纖維的酵素，但腸道菌卻可以做到。

短鏈脂肪酸是大腸黏膜的養分，除了有抑制大腸發炎的功用外，還能對大腦發揮作用。保持大腸內良好的腸道菌狀態，對健康來說相當重要。雖然大腸顯著的功能只有「製造糞便」和「囤積糞便」，但我們看不到的是，它還能為腸道菌提供一個安心的家。

大家開始意識到這件事，是在近十年左右。許多外科醫師都認為腸道「只是食物的通道」、「只要能讓食物順利從嘴巴抵達肛門就沒問題了」。如果我沒有主動去學習「腸道菌的角色」和「腸道的免疫功能」，觀念也不會發生改變，還是會用和過往相同的方式來執行手術。

腸道被切除後是長不回來的，剩下的腸道不可能完全執行過去所負擔的工作。因此，功能健全的腸道對人們來說，是有相當大的益處。

2 身體是由你吃的食物所構成

「讓食物變成你的藥，讓藥變成你的食物。」

這句話是古希臘醫師希波克拉底的名言。這句話顯示出自古以來人們就已經知道，日常生活中每天吃的東西，是影響個人健康的關鍵。

希波克拉底還說過：「每個人的體內都住著百位良醫。」意思是，每個人與生俱來都擁有改善自己身體的能力，也就是「自癒力」，如今看來，這句話似乎有稍微不同的詮釋。到底我們體內的百位良醫是誰呢？

我認為就是「腸道菌」。它們發揮作用的方式，恐怕遠超過一般人的認知範圍。腸道菌在我們的腸道裡，肩負著許多不同的工作，例如：

- 從吃下去的食物中提取營養，幫助吸收。
- 擔當起抵禦病原菌入侵體內的部分免疫功能。

●保護腸道的上皮細胞。

腸道的強大作用，來自於住在裡面的腸道菌

人體其實並不擅於分解碳水化合物，而腸道菌可提供能夠分解碳水化合物的酵素，好讓我們可以進行消化吸收。

多形擬桿菌能製造出分解兩百六十種以上碳水化合物的酵素，而且還和分解脂肪有關。除此之外，更可以製造出分解蛋白質的酵素。

腸道菌不只能進行分解，還能為我們製造出人體所需要的物質。其中一種是具有放鬆效果的神經傳遞物質γ-氨基丁酸。另外，維生素B和維生素K，也能在腸內合成後供人體使用。

植物中所含的多酚，除了具有強大的抗氧化作用，還能把有害的活性氧物質轉為無害。受到許多健康食品青睞的多酚，其實和腸道菌也有關聯。多酚是由葡萄糖、半乳糖、鼠李糖、核酮糖等糖類結合後產生的物質。要想活化多酚，就不能排除掉這些糖類，而負責執行這個任務的正是腸道菌。

多酚除了存在於蘋果、葡萄、青花菜富含黃酮類的化合物中，也出現在藍莓的花青素和黃豆的異黃酮中。**若是腸道菌沒有進行活化，多酚也是英雄無用武之地。**

雖然許多人說「你的身體，就是由你所吃的東西所構成的」，但這句話不一定是正確的。我們吃下肚的食物到底對身體有沒有益處，其實是由腸道菌如何處理、吸收來決定。不論是吃了多優質的食材或多好的營養補充品，只要腸道菌沒有發揮作用轉變成身體所需的形態，那麼一切都沒有意義。

我想希波克拉底可能壓根沒想過，腸道菌為我們做了這麼多事情。我們體內真的住著一百位良醫！

3 腸道也是免疫器官

或許有些人會想，腸道既然是人體免疫功能的中心，那麼腸壁一定是很厚實，才能抵禦外來的侵略吧。

但事實上，腸壁只有一個腸黏膜上皮細胞的厚度來分隔腸道和身體內部。侵入人體的病原菌和毒素，幾乎都是藉由食物進入體內，因此腸黏膜上皮細胞在執行消化和吸收營養素的同時，還要警戒具有感染性的細菌、病毒和具有毒素的物質，並和它們展開攻防戰，這些工作都只仰賴這一個細胞而已。

在腸黏膜上皮細胞的內部有「腸道相關淋巴組織」做為強力的奧援，裡面有許多淋巴球，隨時都處在待命的狀態。樹突狀細胞是免疫細胞的一種，會在腸黏膜上皮細胞的間隙上架起用來偵測的天線，只要一發覺哪裡不對勁，馬上就會通知周邊的免疫細胞。

腸上皮之上，覆蓋著一層「黏液」的厚毯子。正因為有這層黏液的保護，病原菌和毒素才無法直接和腸道的細胞有所接觸。黏液中的免疫球蛋白A就像一支巡邏部隊，會睜大眼睛觀察有無形跡可疑的細菌和毒素侵入體內。另外，黏液中也存在著腸內的共生細菌，它們會和壞菌搶地盤，預防壞菌跑到腸道裡長住。

然而，看似堅若磐石的防禦體系，卻有一個令人感到意外的弱點。如果腸黏膜上皮細胞之間出現空隙，那麼病原菌和毒素，甚至是還未消化的食物成分就會侵入體內。一般來說，腸細胞彼此會緊密接合著，但只要腸內出現慢性發炎的話，這道鎖就無法發揮作用，這個狀態就稱為「腸漏」。

「腸漏」並非正式的醫學用語，正式的名稱是「腸道通透性亢進」。「通透性」的意思是，增加物質容易越過腸壁進入體內組織的程度。

免疫細胞負責處理那些越過腸壁進入身體的各種物質。當免疫細胞持續被迫做出過度反應，工作量大於平常時，免疫功能就會逐漸失去控制。淋巴球面對侵入體內的物質時，會製造出「抗體」。抗體能對再度侵入身體的東西，迅速反應並進行攻擊。

一般來說，抗體並不會攻擊自己體內的組織。然而**當免疫功能異常時，抗體就會反過來攻擊自己身體，這就稱為「自體免疫性疾病」（AID）**。因免疫功能異常引起的腸漏，經常會和氣喘、第一型糖尿病和乳糜瀉等自體免疫性疾病同時發生。[19]
免疫功能的異常，也會以過敏的形式呈現，其原因有時和腸漏有關。[20]所以當腸內環境混亂而出現慢性發炎時，不只是腸漏，還會引起許多病症。

由此可知，一旦腸內環境惡化，就會導致全身狀態不佳。為了預防這種事態的發生，我們人體原本就存在許多可維持良好腸內環境的機制，尤其以腸道為家的腸道菌更是功不可沒。

4 腸道菌為我們的健康把關

腸道的表面積約為四百平方公尺，相當於一個網球場的大小，其中分布著腸道菌，總重量約為二至三公斤。儘管我們都稱它們為「腸道菌」，但其中還包含總類高達兩千種以上的真菌、古細菌、病毒和原生動物等共存在一起。

腸道菌會與不同細菌和體內其他細胞進行溝通，並維護腸內環境。腸道菌會形成「菌落」，就算有其他細菌和病毒闖了進來，也會遭到排除而無法久居。此外，腸道菌還會製造細菌素，對病原菌發動直接攻擊。

當陌生的細菌侵入時，腸道菌會告知偵察部隊的嗜中性球和淋巴球，誘導產生免疫反應。體內的共生關係，都是在出生後一千天左右完成的。也就是說，大概到三歲為止，免疫細胞和腸道菌所建構的關係，將會影響我們的一生。

一個人是否有容易感冒、吃壞肚子或得到傳染病的體質，原則上在三歲左右就大勢底定了。

只要連續四天飲食不正常，就會影響腸道菌

腸道菌難道從此就不會改變了嗎？答案是否定的。根據研究報告指出，就算是同一個人，只要季節變換或所吃的食物不同，腸道菌的組成也會呈現多元的變化。因此，我們要特別注意飲食的內容。[21]

腸道菌每天都會因攝取的食物而發生變化。哪怕只有四天，其飲食內容也會影響腸道菌的組成。[22]尤其是在四天之內，如果攝取的食物是以動物性蛋白質和脂質為主，缺乏膳食纖維的食物，就會讓腸道菌無法生成短鏈脂肪酸（丁酸、乙酸、丙酸），其變化是相當明顯的。

其中，丁酸具有抑制腸道黏膜發炎的效果，是維持人體正常免疫功能的重要物質。[23]

以動物性蛋白質為主的低纖維食物會造成丁酸低下，使能產生丁酸的細菌的數量下降。一旦飲食恢復正常後，四天所造成的腸道菌變化，只要兩天的時間就能回到原來的狀態。

腸道菌的基本構成其實相當穩固，就算飲食稍微不正常，還是可以恢復原狀的。可是如果不正常的飲食持續一個月、甚至長達一年，那麼已經混亂的腸道菌，就有可能被當做常態而固定下來。壞的腸道菌組成，在短時間之內就不會輕易變化，因此想要恢復原狀，就得花較多的時間才能改善。

5 腸道菌的組成是可以改變的

腸道菌的組成，在什麼樣的情況下會發生改變呢？

首先會造成影響的因素是年齡。相較於青年時期，擬桿菌和比菲德氏菌在幼兒期的比例較高；三十至七十歲的期間大腸菌和葡萄球菌的比例，會持續增加，其中又以比菲德氏菌減少的情形最為顯著。

這種壞菌增加的情況會影響維生素B_{12}及酵素的合成能力、造成免疫功能弱化，以及面對壓力時的反應也會比較大。隨著好菌的比例逐漸減少，年紀越大，我們就需要特別避免對腸道菌造成傷害的行為。

腸道菌的組成，會因飲食與生活習慣、壓力和環境因素等而改變。正如前面說過，吃進嘴裡的食物對腸道菌造成的影響最大。但除了食物之外，還有一個也是從嘴巴進入體內，而且一樣會帶來巨大影響的物質，那就是**抗生素**。

抗生素對腸道菌可能會造成無法修復的傷害

抗生素是當我們有咽頭炎、扁桃腺發炎、支氣管炎、肺炎和急性腸炎時，醫師經常會開立的處方藥。使用抗生素的確能消滅引發疾病的細菌，但事實上它還會對存在於身體各個部位的共生菌造成傷害，也會在短時間內大幅改變腸道菌的組成。

之前有個實驗，曾對一位急性副鼻腔炎（又稱為蓄膿症）*的患者，進行服用阿莫西林（amoxicillin）抗生素十天之後，對其腸道菌變化的研究。[24]其中提到患者服用抗生素當天，糞便中存在著許多不同的細菌；在服用抗生素的第四天，糞便中第一天原本還存在的比菲德氏菌已經不見蹤影了，而原本僅有二％的腸桿菌屬，卻增加到三四％。

在結束服用抗生素之後的第二十四天，原本消失的細菌雖然再次出現，卻沒有檢測到比菲德氏菌。一般情況下，服用抗生素後的第三至四天，就會引起腸道菌的變化。而在結束服用抗生素後大約一個星期，就能回到之前的狀況。但若想要完全恢復到服用抗生素之前的狀態就不太可能了。就算過了六個月之久，結果還是一樣。[25]只是短短幾天服

＊編註：副鼻腔有四個，分別是上顎竇、篩骨竇、額竇、蝶竇。副鼻腔發炎時，粘膜會變厚，而造成聚膿的狀態。多半是兩個或三個副鼻腔同時發炎，又以上顎竇與篩骨竇比較常見。

用抗生素，就可能對腸道菌帶來無法復原的傷害。

自從一九二八年發現了最初的抗生素（盤尼西林）後，抗生素幫助人類對抗了來自不同種類病原菌的攻擊，拯救了數百萬人的生命，可以說抗生素是人類用來保護自己對抗病原菌的武器。然而，世上還是存在抗生素束手無策、具有抗藥性的細菌。

在服用抗生素後，當細菌再次來襲時，具有抗藥性細菌的比例就會增加。如果增加的細菌又是病原菌（也就是會危害人體的菌類）的話，一旦它們施展其病原性，我們就很難有應對的治療方式。

因此，醫療機構對於使用抗生素來治療傳染病時，會格外小心謹慎。如果大家都能認知到這點，那麼即便是小感冒，也不會輕易要求醫師開立抗生素的處方了。

6 腸道菌會影響身體代謝功能

如果腸道菌的比例改變了，會發生什麼事呢？

腸道菌的比例中，大約有二〇％的好菌、一〇％的壞菌，以及七〇％的中性菌。當好菌占優勢時，中性菌就會朝好菌的陣營靠攏。反之，當壞菌佔優勢時，中性菌就會倒向壞菌的陣營。

平常我們的腸內，是保持在好菌較占優勢的狀態。可是一旦服用抗生素後，上述狀況就會發生改變。抗藥性細菌中壞菌較多，而且像念珠真菌等真菌，因為不會受到抗生素的攻擊，所以會存留在體內。在結束服用抗生素之後，如果菌類發生增殖的話，大部分都會出現壞菌比例增加的情形。

當腸道菌中特定的團體消失後，代謝產物會發生改變，腸內環境也會出現變化。好菌減少對身體帶來的影響不容小覷。比方說，合成維生素B和維生素K，主要由乳酸菌和比菲德氏菌來執行；維生素B_{12}和葉酸，在合成腸道菌的過程中，也扮演重要的角色。**要是合成維生素的功能下降，全身的代謝都會受到影響。**

另外，由肝臟分泌出來的消化液「膽汁」，能夠分解吸收脂肪。膽汁酸是膽汁中的主要成分，在經過「結合」這道代謝程序後，分泌至小腸中。有九〇%以上的膽汁酸會由小腸再吸收回去。執行再吸收時，需要經過「去結合」的過程，這時就得靠乳酸菌、比菲德氏菌、擬桿菌和艱難梭菌等腸道菌幫忙才行。

如果這些細菌減少的話，膽汁酸就無法再吸收，使得脂肪的消化和吸收出現問題。就算同為腸道菌，不同種類的腸道菌也會互相爭奪彼此所需要的物質。例如：青春雙歧桿菌會使寡醣和膳食纖維發酵，製造出乳酸和乙酸。丁酸菌雖然無法直接分解寡糖和膳食纖維，卻能夠利用乳酸和乙酸。因此對丁酸菌來說，青春雙歧桿菌是它不可或缺的物質。

抗生素在不知不覺中會進入體內

「如果不常去醫院，腸道菌應該不會受到抗生素影響吧」，大家是不是有這種的想法呢？

在日本，醫院中開立的抗生素處方，其實只佔抗生素使用總量的三分之一而已，剩下的三分之二則是被用在治療養殖魚類和家畜的疾病上。這類的魚、牛肉、豬肉和雞肉中抗生素的殘留濃度，只要低於一定的標準還是可以上市出貨，讓消費者購買。但就算抗生素沒有直接殘留，其中仍可能含有抗藥性細菌。

腸道內的細胞之間的基因會相互移轉。當有抗藥性細菌進入，就可能透過基因的移轉，使腸道出現和服用抗生素後產生的相同症狀。因此，經常食用養殖的魚類和肉類的人，的確會處於暴露在抗生素和抗藥性細菌的風險中。此外，關於服用抗生素後可以吃些什麼，我們應該要謹慎地去面對才行。

例如，攝取益生菌這類的好菌應該是不錯的選擇。有研究報告指出，補充含有乳酸菌、比菲德氏菌、酵母屬類的健康食品，或許能預防因服用抗生素後所引發的嚴重腸炎。[26]但更重要的是**在吃下肚之前，要先認真思考：「這是好菌會喜歡的食物嗎？」**

7 肥胖者與纖瘦者的差別，和腸道菌的比例有關?!

假設你現在正因體重增加而苦惱不已，究竟瘦不下來最主要的原因是什麼呢？

如果你是因為自己的意志太過薄弱，無法拒絕米飯和點心的誘惑，那麼你還是很難減重成功。我認為，你應該花點時間來多了解一下腸道菌。

腸道菌的組成結構因人而異，「厚壁菌門」（大部分乳酸菌所屬的乳桿菌屬和艱難梭菌等）和「擬桿菌門」（擬桿菌和普雷沃氏菌屬等）的細菌，約莫就佔了九〇%。

腸道菌負責控管人體要從食物中吸收多少能量，這個現象已經藉由老鼠的實驗獲得證實。腸道處於無菌狀態下的老鼠，就算進食，既不會增加也不會蓄積脂肪。但如果把正常老鼠的腸道菌移植到無菌狀態下的老鼠體內後，就算減少飼料的分量，牠們的體重不但上升，體脂肪還增加了六〇%。[27]

以上實驗換作人體的腸道菌也出現一些結果。[28]如果把纖瘦者的腸道菌植入無菌老鼠的體內，老鼠的體重並不會增加；但如果換作是植入肥胖者的腸道菌後，老鼠的體重就會增加。

透過實驗結果，我們知道肥胖者和纖瘦者腸道菌的秘密，原來就是出在厚壁菌門（Firmicutes）和擬桿菌門（Bacteroidetes）兩種腸道菌的比率不同。

解決腸道發炎，才是瘦下來的關鍵

和纖瘦者相比，肥胖者的腸道菌中厚壁菌門細菌多出二〇%，而擬桿菌門細菌則少了九〇%。[29]

厚壁菌門細菌可以從我們吃下肚的食物中，吸收更多的卡路里。所以若是厚壁菌門細菌的比率較高，就算食量少，沒有吃很多東西，體重仍會增加，瘦不下來也是理所當然的。

然而，細菌的比例所帶來的影響，不只表現在卡路里的吸收量上。擬桿菌門可以透過膳食纖維發酵的方式，製造出更多的短鏈脂肪酸[30]，而**短鏈脂肪酸有抑制大腸內發炎的作用**。所以當擬桿菌門細菌變少的話，相對地短鏈脂肪酸的量也會減少，進而引起發炎。

一旦腸內發炎，發炎性的細胞激素會蔓延到全身，影響腸道以外的其他部位，讓腦部和脂肪細胞也跟著發炎。此外，當內臟囤積了過多的脂肪也會發炎，所以想減少體內的脂肪，首先要做的是減緩發炎，把改善的焦點放在源頭的腸道上。

8 腸道菌紊亂和腸漏症會讓人飲食過量

現代的飲食中多含有豐富的醣類和脂肪。我們可以在便利商店輕易取得能量密度極高的食物，例如：泡麵。如果經常吃這類加工食品，身材很容易發福。這是因為高醣類和高脂質的飲食，會讓腸道菌發生紊亂，使身材變胖，這可以從老鼠的實驗中得到證實。[31]

在四個星期中，讓實驗組的老鼠吃高脂肪／高醣類食物、低脂肪／高醣類食物，讓對照組的老鼠吃低脂肪／低醣類的食物，並觀察過程。

研究發現，吃高脂肪／高醣類食物、低脂肪／高醣類食物的老鼠，體重和體脂肪都在升高，而腸道菌中肥胖型的厚壁菌門和擬桿菌門的比例也會跟著增加。

高脂飲食會讓引起發炎症狀的細菌增生

從研究中發現，如果提供更多的高脂肪／高醣類和低脂肪／高醣類食物給老鼠的話，老鼠血液中發炎性的傳遞物（細胞激素）就會增加，即顯示出這樣的飲食內容的確會造成體內發炎。

與此同時，脂多糖（簡稱LPS）這種物質在腸內和血液中的數量也會增加。LPS是革蘭氏陰性菌的細胞壁組成成分，在腸內的數量相當豐富。不過，只要LPS進入血液後，就會引起強烈的發炎症狀。

因攝取高脂肪食物造成腸道菌紊亂的話，變形菌門細菌，像是曲狀桿菌屬或綠膿桿菌等就會增加。變形菌是帶有LPS的發炎性細菌。[32]正常情況下，為了不讓LPS進到血液中，腸道細胞會緊密地「鎖」在一起，不會有任何的空隙。

然而，只要腸內的LPS增加的話，這道鎖就會遭到破壞，引發腸漏症。這時，LPS會從被撬開的空隙流進血液中，讓發炎的情況更加惡化。由此可知，LPS和肥胖有著密切的關係。

在針對成年男性的研究中發現，LPS濃度較高的人，他們的能量攝取量也會增加。[33] **LPS的增加和促進食慾與體重增加的現象關係密切，**而這個結構也和腸、腦之間有著緊密的相關性。

9「腸腦軸線」——腸道會和大腦對話

在本書開頭曾提到，有些外科醫師認為腸道只不過是「食物的通道」。然而，把腸道當作只是負責消化、吸收的器官的看法，並非外科醫師的專利。現代醫學認為，每一個臟器都是各自獨立的器官，分別執行自己的任務。

正因如此，腦有腦科的醫師、心臟有心臟科的醫師、肺病有肺部的醫師，各科醫師有自己的專業領域。但希望大家能了解，這已經是非常落伍的見解了。

在醫學論文中曾描述腸道和大腦之間存在緊密關聯性，稱為「腸腦軸線」（gut-brain axis）。**人體七〇%免疫系統的功能是由腸道來執行的**，同時還存在許多神經組織。腸內的神經細胞個數，有五千萬到一億個之多，這個數字可以和脊髓的神經細胞數匹敵。

因此，腸道又被稱為「第二大腦」。**腸和腦之間不斷透過神經進行直接對話，藉由激素和信使來傳遞信息**。而腸道菌製造出來的ＬＰＳ，就是讓我們變胖的重要幕後黑手。

腸道菌出問題，大腦機能也會受影響

「迷走神經」是把腦和腸連接起來的腦神經。迷走神經對於我們攝取食物，尤其在控制吃多少這件事情上具有重要的作用。迷走神經除了會把來自腦的刺激傳達給腸道，也會把來自腸道的刺激傳達給腦。

腸道除了腸上皮細胞外，還有神經內分泌細胞，會分泌出各種不同的神經傳遞物質，其中「膽囊收縮素」，是會讓人產生飽足感的消化道激素。

膽囊收縮素能把腸道裡關於營養素（養分）的量與質的訊息，藉由迷走神經送達腦部。而從腸道流入血液進而誘發全身發炎症狀的ＬＰＳ，會擾亂了從腸道送到腦部的訊息，使人不易感受到因膽囊收縮素所帶來的飽足感，結果使人食慾增加，容易發胖之外，也會造成大腦功能發生混亂。

那麼，難道就沒有方法能夠解決，因ＬＰＳ所引發的腸漏症嗎？

其實解鈴還須繫鈴人。**由腸道菌製造的短鏈脂肪酸，特別是丁酸，不但能夠抑制腸發炎，還能改善因ＬＰＳ所引起的腸漏症**。[34]

但腸道菌若想製造丁酸，就不能缺少作為原料的膳食纖維。**如果不多多攝取膳食纖**

維，就無法改善腸發炎的症狀。再說，攝取膳食纖維對減肥來說，也是不可或缺的飲食方式。

10 改善腸道狀況，就能減掉內臟脂肪

脂肪細胞中如果堆積越多中性脂肪的話，就會持續釋放出發炎性的傳遞物質（細胞激素）。所謂的減肥成功，指的是排出脂肪細胞中過剩的中性脂肪，使其恢復到原來的大小，並且不再出現發炎的症狀。腸漏症不只表示身體各處其實都有發炎狀態，也顯示出腸道菌的組成出現混亂的情況。

就算人們有心想要減肥，如果只把注意力一個勁地只放在卡路里的攝取上，而不先去改善混亂的腸道菌狀態，解決腸漏症問題的話，體重根本很難降下來。

破壞腸道菌的平衡，引發腸漏症的原因，不僅和攝取過多醣類和脂質的飲食、抗生素有關，處在有壓力的狀態下同樣也會有影響。研究中已經發現，就算只是站在人前演講（處於輕度壓力狀態），都有可能引發腸漏症。[35]

一般認為，這是受到壓力激素皮質醇的影響所致。在動物實驗中已經證實，皮質醇

提高的話，乳酸菌和比菲德氏菌等好菌就會減少。**身陷慢性壓力下的人，或許會一直處在腸漏症的狀態**。因此有人認為，消解壓力應該列入減肥的課題中。

除了上述狀況之外，引發腸漏症的原因還有飲用含酒精或咖啡因的飲料；食用含著色劑、防腐劑、抗氧化劑等添加物的食品；食用牛奶和乳製品；使用非類固醇的抗發炎藥物；避孕用激素（複合口服避孕藥）；體內堆積水銀和鉛等重金屬等。

從結果來看，**不只是針對減肥，我們需要有意識地整體提升生活型態，再投入減肥才是最佳良策**。

不過，引起腸漏症和慢性發炎的脂肪細胞背後，還出現另一個重大的問題：那就是**胰島素抗性**。

胰島素一般認為是降低血糖的激素，但它另一個重要的作用是**體內唯一會儲存脂肪的激素**，所以又稱「肥胖荷爾蒙」。胰島素抗性就是指胰島素的機能發生異常的狀態。積蓄脂肪的激素如果出了問題，自然與肥胖脫離不了干係。

下一章的內容會向大家介紹，發胖時有那些激素是處於異常狀態。

第
三
章

瘦不下來，原因就出在激素異常

1 吃太多加工食品，對健康有害無益

日本人飲食生活的特色是，碳水化合物所佔的比例偏高。雖然日本人攝取的卡路里在一九七五年到達巔峰之後，已呈現年年遞減的趨勢，但碳水化合物的比例，仍然維持在六〇%左右。而且種類內容也隨著不同年代改變。

如今，**日本人吃米飯和番薯的比例比之前低，取而代之的是麵包、義大利麵，以及在便利商店中容易取得的加工食品**。便利商店賣的便當、小菜、甜食以及冰淇淋等，都是屬於高度加工的食品。

目前日本國內的肥胖人口比例正在直線上升，然而只要觀察飲食生活的改變後，就能理解箇中原因了。

加工食品中，含有許多不同種類的添加物。如果我們把包裝袋翻過來看背面標示的話，會發現成分內容能只用一兩行文字簡單敘述的食品真的很少，而且還是一大堆我們

看不懂的名詞，像是防腐劑、乳化劑、著色劑等。就算商品上寫著我們所能理解的「醬油」，但化學合成的東西卻占了大部分。在日本，醬油因為無須詳細標示成分，所以到底市面上的食品加了多少添加物，我們不得而知。

希望大家往後在購買食品之前，能先看看成分標示，然後問自己：「這些東西加了添加物變得非常美味，但真的值得我們吃下肚嗎？」

以前當我感到疲倦時，會去買巧克力來提神；傍晚手術結束後會吃些餅乾；因為想增進健康，會飲用成分標示為一〇〇％的果汁；因貪嘴想喝飲料，但考慮到卡路里攝取量，會選擇零卡汽水來喝。如果我不去了解什麼是真正的健康的話，那麼飲食不正常的生活仍將繼續下去，想起來真叫人背脊發涼。然而，大部分的日本人，對加工食品依舊沒有任何警覺，仍然每天吃進肚子裡。

鋅不足會增加生病的風險

食品依加工程度，可以畫分為四大類型：

類型一 **食物原形**。像蔬菜、水果、蛋、牛奶和肉類等，不經任何加工的食物。

類型二 **由食物精製出來的食品**。像是從種子榨出的油、用牛奶製成的奶油、以甘蔗和玉米為原料，精製成的砂糖、海鹽、發酵大豆後釀造的醬油等，這些食品為了更便於人們使用，而進行精製。

類型三 **把群體一和二組合起來之後所製成的食品**。一般家庭餐桌上的食物幾乎都屬於這一種。

最後是**類型四** **高度加工食品**。像是飲料、零食、加工肉製品以及調理好的冷凍食品等，這些可以在超市和便利商店看到的大部分食品，都屬於這一類。

經常攝取高度加工食品的人，容易缺乏維生素B群和鋅，而有營養不足的狀態。[36]鋅是關係到人體免疫力的重要微量元素。根據研究報告指出，經常吃高度加工食品的人，會增加心血管疾病和所有會造成死亡原因的風險[37]，也會提高罹患各類型癌症及乳癌的風險[38]，而且還容易變胖[39]。

外食生活引發體內激素異常

為什麼吃高度加工食品就會變胖呢？一般認為**造成激素（荷爾蒙）異常的其中一個**

原因，可能來自於加工食品中含有的內分泌干擾素。內分泌干擾素是一種可能會影響內分泌系統，對人類和動物兩者的胚胎和繁殖、神經和免疫會帶來不良影響的物質。

根據研究報告指出，內分泌干擾素會影響到雄激素（男性荷爾蒙）和雌激素（女性荷爾蒙）的作用，引發不孕、前列腺癌、乳癌、肥胖、糖尿病和免疫力不全等問題。[40]

「鄰苯二甲酸酯」是一種能讓塑膠更柔軟的物質，常被用於食品接觸材料（塑膠和再生瓦楞紙板的食品包裝容器等）、個人盥洗用品和醫療用軟管上。根據美國的調查報告顯示，外食比例較高的人，相較於只在家裡吃飯的人，體內累積的鄰苯二甲酸酯竟然高出了五五％。[41]而且越年輕的族群，出現上述傾向越顯著。

在便利商店買了便當，並且微波加熱後，鄰苯二甲酸酯就會從塑膠包裝中溶解出來。因此，**常吃便利商店微波食品的年輕人，體內激素異常的風險當然就比較高**。我們真的應該要提醒身邊的年輕人儘量不要吃超商的微波食品。

2 激素會造成體內堆積脂肪

和肥胖關係最密切的激素是胰島素。**胰島素是由胰臟分泌的激素，一般認為它是能起到降低血糖作用的激素。**當我們體內吸收了醣（葡萄糖）之後，就會立即刺激胰臟分泌胰島素，為了要降低血糖，必須保持血液中的血糖值穩定。

砂糖經常被認為是會造成血糖立刻飆高的物質。然而實際上，米飯和麵包才更容易讓血糖值上升。把不同食物造成血糖值上升的程度數值化以後，會得到升糖指數，也就是通稱的GI值。GI值是用當我們吃了某種食物五十克以後血糖上升的程度，來比較同樣攝取五十克葡萄糖（GI值為一百）時的血糖變化而計算出來的。

雖然同樣是醣類，但人體對不同種類的醣也會出現不同的吸收率，甚至連血糖值上升的速度也不一樣。**砂糖的GI值為六十，較葡萄糖低，而白麵包和米飯的GI值卻高達八十九和七十六。所以才說米飯和白麵包比砂糖更容易讓血糖上升。**

醣類一旦進入體內後，胰臟就會立刻忙碌起來。從腸道開始吸收醣的時候，胰臟也就馬上分泌出胰島素。所以，當你覺得只是嘴饞吃一點巧克力、日式饅頭和餅乾時，胰臟卻在全力運轉呢。三餐之外的飲食像是午餐前的零食、下午茶、晚餐後的點心，這些行為無不讓胰島素在你的體內四處奔波。

為什麼胰島素會讓人變胖？

大家可能會覺得奇怪，既然胰島素是「降低血糖的激素」，那為什麼胰島素又會和肥胖有關呢？

血液中的醣會因胰島素的作用被送到細胞裡，所以血糖值才會下降。一旦醣超過了細胞代謝所需的數量時，就會以肝糖的形態儲存在肝臟和肌肉中。但肝臟和肌肉能儲存的數量，也只有一百克和五百克而已，**要是醣的分量過剩，就會由肝臟轉變為脂肪（中性脂肪）**，**而胰島素便會促進肝臟的脂肪合成作用，讓脂肪轉往脂肪細胞中堆積**，因此才會有上一章提過的「肥胖荷爾蒙」這個別名。

過多的醣藉由胰島素，以中性脂肪的型態不斷堆積在脂肪細胞內，就會讓人變胖。

如果沒有胰島素發揮作用，脂肪就不會累積。正因如此，想要減肥的話，就得緊盯著胰島素才行。

3 胰島素抗性會使血糖值變動劇烈

人體對於不斷重複的刺激，存在著一套不會對其產生過度反應的機制。舉例來說：在我們剛開始服用止痛藥、止瀉藥和安眠藥時會很有效，但如果持續使用的話，就會覺得效果越來越不明顯。藥物、體內的神經傳遞物質和激素會在細胞工作時和「受體」（receptors，或稱受器）結合而產生反應。

對於體內過剩的物質，身體所採取的反應是減少受體數量，以降低對細胞的刺激，這種現象稱為「向下調節」（down regulation）。這是一種生態防禦機制，可以阻止細胞對特定的刺激持續出現反應。

現代人的嘴巴無時無刻不在吃東西，而這些食物中幾乎都含有醣分，因此進食的時候體內就會分泌出胰島素。如果一整天人體都在分泌胰島素的話，就會發生負調控（down-regulation）的情況。細胞會減少胰島素的受體數量，以降低來自胰島素對細胞的刺激。如此一來，無法進入到細胞內的醣分就會滿溢到血液中。

面對血糖值升高的情況，胰臟會分泌出更多胰島素，造成醣分和胰島素在血液中都升高的情形，這種狀況稱為「胰島素抗性」。若是出現胰島素抗性的話，用完餐後的血糖值就不容易降下來。在做健康檢查時，血糖值高的人會被認為有胰島素抗性的問題，而糖尿病正是胰島素抗性極度惡化下所產生的結果。

低血糖讓人「吃完飯後就想睡」、「用完餐了還想再吃」

如果發生胰島素抗性的話，體內的血糖和胰島素會出現什麼變化呢？

通常吃完東西後血糖值就會上升，但同時也會分泌胰島素，讓血糖值迅速降下來。因為反應的時間很短暫，因此在飯後測量血糖值也不會出現太大的起伏。不過在胰島素抗性的情況下，因為胰島素的分泌反應遲緩，所以胰島素要發揮作用需要一段時間，血糖值自然就會上升。

身體為了降低這些血糖值，就會分泌更多的胰島素。這些過剩的胰島素雖然能逐漸把血糖降下來，但因為胰島素的量實在太多了，於是人們就會出現血糖下降太大，數值低於正常水準的情況，這種狀態稱為「反應性低血糖」，而會連帶出現**步伐不穩、身體倦怠感和手部麻痺**等症狀。

有些人一吃完午飯就會出現昏昏欲睡的現象，這可能也是「反應性低血糖」造成的。反應性血糖值因為會在用完餐後兩至三小時出現，**就算肚子不感到飢餓，有些人卻會很想吃東西。這有可能是胰島素抗性的狀態**，所以需要特別注意才行。

4 胰島素抗性會引發代謝症候群

在胰島素抗性的狀態下，每個細胞對胰島素的敏感度會下降，使得醣分無法進到細胞裡，而是散落在血液中徘徊。然而脂肪細胞的敏感度卻反其道而行，於是胰島素會積極地對脂肪細胞發揮作用，不斷累積脂肪，最後讓我們變胖了。

其實過去有很多關於胰島素抗性會造成肥胖風險增加的相關研究論文。[42]隨著肥胖的情況加劇，胰島素抗性的症狀會愈加惡化，而陷入負面循環中。

積累許多內臟脂肪的人，不論他吃進再多東西，只要吃完東西後過了一段時間，就會出現「反應性低血糖」，然後再吃下更多東西。如此一來，永遠也解決不了肥胖的問題。

胰島素抗性其實就是「代謝症候群」的別稱，也就是通稱的「肥胖」。代謝症候群的特徵為內臟肥滿、高血壓、高脂血症、葡萄糖失耐症，而且罹患心臟病的風險相當高。

代謝症候群會在胰島素抗性出現後出現。[43]內臟脂肪或肝臟脂肪增加等症狀，並不只是單純的脂肪過多而已，還是將來可能出現的重大健康問題事前的警鐘。

心臟病、糖尿病和癌症等疾病，現在都認為和體內的發炎有所關聯。而引起慢性發炎的其中一個原因就是胰島素抗性。[44]目前醫學研究正朝著只要能夠改善胰島素抗性，發炎的狀態就可獲得緩解，那麼對治療心臟病、糖尿病和癌症等疾病，也會帶來令人期待的效果。[45]

纖瘦者也可能有胰島素抗性的問題

雖然大家都已經了解胰島素抗性和肥胖之間的關聯性了，然而只是瘦下來，不代表我們就能高枕無憂了。

和歐美國家的人相比，日本人中肥胖的比例雖然較低，可是胰島素抗性的比例卻不低。**就算BMI值低於二十五的人，也有可能出現胰島素抗性**。特別是那些雖然不胖，但肝臟卻累積許多脂肪的人，也會出現胰島素抗性的症狀。[46]

胰島素抗性是將來可能嚴重損害健康的危險因子。因此，不論對纖瘦者或肥胖者

（當然，肥胖者尤其要注意）而言，想要健康長壽的秘訣之一，就是要過著不會引發胰島素抗性的生活型態。

5 改善胰島素抗性可從控制腸道菌做起?!

和胰島素抗性相關的事情，還有一點大家都應該特別注意，那就是腸道菌的變化。在前一章裡，我已經說明了腸道菌的變化和腸漏症以及慢性發炎的關聯性，而和慢性炎症有關的胰島素抗性，也和腸道菌的變化有密切的相關性。[47][48]

糖尿病是胰島素抗性的狀態。已經有許多研究報告指出，糖尿病患者和健康的人，兩者的腸道菌組成大不相同。[49]有研究報告指出，因為在糖尿病患者體內，容易引起發炎的特定細菌數量增加，引起腸發炎的ＬＰＳ也會上升，所以才會導致胰島素抗性。[50]於是有人想到，如果能夠掌控腸道菌組成的比例，那麼不就可以改善糖尿病和胰島素抗性了嗎？

用別人的糞便可以改變腸道菌嗎？

糞便移植（faecal microbiota transplant）療法於二〇一三年問世。[51]這是由於抗生素對腸道菌出現問題的腸炎患者（困難梭菌腸炎）發揮不了作用。研究報告指出，如果把「正常人的糞便」以軟管注入的方式，「移植」到治療無效的患者腸內，竟然有高達九三．八％的患者能夠痊癒。移植後，患者的腸道菌恢復了多樣性（種類），而且腸道菌的組成也近似於移植到體內的正常人糞便。

那麼移植糞便的方式，也能對胰島素抗性發揮效果嗎？關於這件事，還真的有對人進行過研究。研究過程中，九名ＢＭＩ三〇kg／m²以上或腰圍超過一〇二公分以上，或者患有糖尿病的代謝症候群患者，連續六個星期，用軟管把纖瘦者的糞便從鼻孔送到腸道進行移植。結果顯示，實驗對象對胰島素抗性的敏感度出現顯著改善。[52]與此同時，實驗對象糞便中會製造丁酸的細菌也增加了。

丁酸對腸道來說是重要的脂肪酸，能夠調整腸內的酸性程度，成為腸上皮細胞的養分，還能改善腸道發炎症狀的物質。此外，丁酸也是信使，藉由血液把腸內環境的狀況傳達給大腦。

丁酸菌的數量增加意味著，透過糞便移植能有效增加好菌的數量。改善胰島素抗性，不正是表示有可以改善肥胖問題的效果嗎？接著，讓我們來檢視一下，糞便移植是否真的有可能解決肥胖的問題。

6 吃了「好糞便」就能瘦下來嗎？

「移植糞便」到底是什麼意思呢？市面上的益生菌保健食品，基本上在一個膠囊內含有十億至一千億個好菌。然而在每一mℓ的糞便中，卻含有一兆個以上的細菌。把三〇至五〇mℓ的糞便直接注入腸內，是一場規模宏大的移植細菌工程。

那麼，因為糞便移植可以改善胰島素抗性，所以對減肥也能產生效果嗎？事實上，的確有一個針對二十二位期待糞便移植可達到減肥效果的肥胖者所做的實驗。部分實驗對象服用裝入纖瘦者糞便的膠囊（目前不使用直接注入的方式，而是改用膠囊。為了保持一定的細菌數量，每次需服用三十顆膠囊），另一部分則服用以假亂真的安慰劑，實驗共進行八個星期。十二個星期後，實驗對象的腸道菌的確有所改變（細菌和膽汁的組成），但體重卻完全沒有降下來。[53]

暫時好轉，也無法從根本讓腸道變健康

我在寫作本書時，許多關於糞便移植是否能達到減重效果的實驗仍在進行中。因此現在要為糞便移植的減肥效果蓋棺論定為時尚早，但我認為不必對結果抱有太多幻想。

從短期來看，把纖瘦者的糞便注入腸道內，的確能改善胰島素抗性，讓人比較不容易發胖。但這不過是些微改善胰島素抗性的症狀，並不是完全消失。

和糞便相比，相信服用細菌數量較少的保健食品，就能改善腸道問題的人，事實上也只有一小部分能如願以償。市面上所販售的益生菌保健食品中，大部分都摻入許多添加物。因此在選擇時一定要睜大眼睛，仔細評估這些東西是否能為自己的健康加分。

我們每天排出的糞便中，有大約半數是還活著的腸道菌，以及腸道菌的殘骸。因此，腸內每一天都會大量產生新的細菌。當然這些新的細菌本來就在腸道裡的細菌，從外頭進來的細菌是無法立刻進行增殖，而且腸道菌的勢力競爭是相當激烈的。

那麼「不好的」腸道菌組成究竟是如何出現的呢？答案是和個人「不良生活習慣」有關。所以**想靠服用益生菌改變腸道健康，只能達到一時的效果**。如果想要獲得長期的改善，還是需要採取根本的解決之道才行。

7 瘦素和食慾及免疫力都有關

已經吃了不少東西了，可是還想再吃；明明肚子很飽，但就是控制不住想再吃點什麼的念頭。如果大家曾碰過這些情況，很有可能是體內管控飽足感的激素出了問題。

讓人感到飽足感的組織位於腦中下視丘，稱為飽足中樞。會刺激飽足中樞的激素，有腸道分泌的膽囊收縮素、肽YY、GLP-1等，和從脂肪細胞分泌出來的「瘦素」。

瘦素過多，就無法發揮作用

瘦素是有關進食和能量消耗的主要調節因子，過去還曾發現了造成肥胖的基因一事，而備受世人矚目。也就是說，如果可以從體外得到瘦素的話，人們就能很快得到飽足感，進而減少食物的攝取量，當然也就能瘦下來了。然而，根據這個想法開始進行研究之後才發現，就算從外部獲得瘦素，依舊無法瘦下來。

其實得到這個結果也是很正常的，因為**事實上肥胖者並非缺乏瘦素，反而是太多了**。肥胖者體內瘦素的數值雖然很高，可是卻絲毫沒有發揮作用。

就像前面提到過胰島素的功能惡化後，會出現胰島素抗性的現象一樣，因此這狀況也稱為瘦素抗性。[54]**肥胖者處於瘦素抗性的狀態下，使瘦素沒有辦法順利抵達腦中的飽足中樞，所以會讓人感受不到飽足感，無論何時都想吃東西**。

瘦素抗性會引起發炎和免疫力低下

造成瘦素抗性發生的原因，和發炎的症狀也脫離不了關係。瘦素原本就是引起發炎的物質（發炎性細胞激素）。吃了高醣類和高脂肪的食物後，脂肪組織就會發炎。這時從脂肪組織中會分泌瘦素，和全身的發炎症狀相互關連。另外，瘦素還有調節免疫的作用。一旦瘦素的功能變差了，免疫力也會下降。這就說明變胖可能是造成免疫力變差的主要原因。

8 肥胖是體內激素異常所致

能夠在短時間內減肥成功的人，某個意義上來說都具有堅強的意志，大部分的人都是以失敗告終。原因在於，身體其實對瘦下來這件事有強烈的抵抗感。

對人體來說，「瘦下來會危及性命」這道程式從久遠的過去，就印刻在我們的基因裡。因此人類才會食量增大，越吃越多。會增進食慾的激素就是飢餓素。

飢餓素在一九九九年時，由日本的研究人員發現，算是晚近才問世的激素。飢餓素主要由胃和小腸的前半段來分泌，當腸胃賣力工作時，就會發出「肚子目前空空的」訊息，當這個訊息出來後，我們就會感到「好像有點餓了」。

進食後飢餓素就會降下來。**碳水化合物具有強大的抑制來自飢餓素刺激的力量**，用餐結束時如果不來點碳水化合物，就好像一件事沒有做完，因此，日本人在酒會之後會想吃碗拉麵，原因就在於體內飢餓素的反應沒有被抑制下來。

其實我們並不需要吃早餐

飢餓素一旦上升，人們就會想吃東西。但飢餓素真的和空腹有關係，並能受到控制嗎？答案是否定的。

有人為執行三十三小時斷食的人，測量過其飢餓素的數值。[55]實驗測試在過了三十三小時之後，原本應該要處於最飢餓的狀態，但飢餓素數值卻很低。之後繼續進行斷食並做定時觀察，發現每到中午十二點、晚上七點和隔日早上七點時，飢餓素自然就會上升。

這個結果顯示，有「肚子空空」的感覺，和實際上是否真的餓了並沒有關係，而是人體在特定的時間點，飢餓素的數值就會自動上升。

人體的自然機制在早上會讓血糖值上升，**因此起床時我們並不會出現能量不足的狀態**。但有些人覺得早上肚子裡沒有東西，不吃早餐就會沒精神，然而這種空腹的感覺，其實是積年累月的生活習慣所培養出來的，**從人體結構來說，早餐其實沒有吃的必要**。

那麼，怎麼做才能戰勝飢餓素帶來想要吃東西的衝動呢？其實方法很簡單，就是「不要吃」而已。**只要我們認知這種肚子餓的感覺是假消息，就有辦法克服它**。即便在飢餓素的數值達到頂峰，仍選擇不吃，兩個小時之後饑餓素自然就會降下來了。[56]

不良的飲食習慣造成體內激素混亂，身體出現異狀

正如大家所見，想要減肥就要能控制不同的激素才行。肥胖的原因和背景，和我們吃了過多的加工食品有關，進而造成胰島素抗性和瘦素抗性兩種激素分泌異常。

內分泌系統中各激素會相互影響，然後發揮作用，因此不會出現只有一種激素單獨發生問題的情形。受到食物影響發生紊亂的激素，很容易會引發胰島素和瘦素等其他激素的異常。一旦胰島素和瘦素出了問題的話，對腸道菌也會造成很大的影響。

9 如何改善激素異常的狀況？

為了改善會造成肥胖的胰島素抗性和瘦素抗性的問題，需要讓腸內環境變好才行。可是到底該怎麼做才好呢？

「改善腸內環境」是想成功減肥的人，最應該擺在心裡的金科玉律。想要立刻改善腸內環境的方法，留到第五章再來和讀者分享，這一節我還想把重點聚焦在胰島素抗性和瘦素抗性上。

只要胰島素抗性和瘦素抗性的問題沒有獲得改善，就算一時瘦下來，日後還是會復胖。減肥成功後，瘦素數值維持在高點的人有很大的機率會復胖；瘦素數值低的人，在減重之後則能夠維持下去。[57] 同樣的，改善胰島素抗性對維持減肥效果來說也是必須的。[58]

斷食的成功關鍵

斷食是改善胰島素抗性和瘦素抗性的方法。

許多人一聽到「斷食」這兩個字，馬上在腦海中就會浮現出僧侶們好幾天不吃不喝，專注於打坐和冥想的畫面，但實際上並非如此。斷食是在攝取必要的水分和礦物質的情況下，盡量減少需要消化的固體食物，來讓腸道達到休息的行為。在某些情況下，有的人會攝取非固體的蛋白質和脂質，因此並不會出現營養不足的問題。

為了不要造成營養不足，所以我刻意不提「醣類」。這是因為胰島素會受到醣類誘導，只要醣類一進入體內，馬上就會開始分泌胰島素。

成功斷食的關鍵在於，盡量拉長不攝取醣類的時間。斷醣初期，身體會出現倦怠、手腳麻痺、沒有力氣等症狀，讓人想立刻補充醣類，這種感覺稱為「渴癮」。

想克服渴癮的症狀，大約需要五天對醣類進行管控才行。反過來說，有許多限制醣類的減肥法，都是在五天之內失敗的。要是我們在不理解身體運作原理的情形下就開始進行斷食，大概只要兩天就會覺得身體不適，而無以為繼。從某個角度來看，醣類對於人體來說算是一種有毒物質，如果不吃的話就會出現戒斷症狀。

成功斷醣的理想食材

為了能順利度過渴癮症期間，我推薦大家採行**「大骨湯斷食法」**。

大骨湯是利用牛、雞、魚類的骨頭所取得的高湯。在動物的骨頭、腱、韌帶和其他柔軟的結締組織中都含有膠原蛋白，這是一種蛋白質。在製作大骨湯時，膠原蛋白會轉變為明膠。明膠含有大量的脯胺酸、甘胺酸、精胺酸、麩醯胺酸等，具有高度抗氧化作用，能提高代謝，是促進腸道健康的胺基酸（也是構成蛋白質的要素）。

營養豐富的大骨湯中沒有醣類，是斷食時最理想的食物。以大骨湯和水進行三天斷食之後，從第四天開始吃回復餐。因為有四天沒有攝取醣類，所以如果最後一天沒有攝取過量醣類的話，那麼就成功克服渴癮症了。

10 想斷食，就是現在！

如果靠著大骨湯斷食，過著極端的斷醣生活，卻在斷食結束後又恢復到原來的飲食習慣，那麼一切努力就付諸流水了。

因此，重要的是在斷食結束後，要採取什麼樣的飲食生活。實際上就算不是連續進行斷食，也可以改善激素異常的狀況。採取**間歇性斷食法**，就可以不用勉強自己，而能持續進行斷食。

實行間歇性斷食法很簡單，就是單純把一天分成「吃東西的時間」和「不吃東西的時間」而已。在不吃東西的時間裡，拒絕一切醣類；在吃東西的時間裡，則是有節制地攝取醣類，或者也可以不做任何限制。

一般來說，**把吃東西的時間設定在八小時以內，就可以稱為間歇性斷食**。這麼做會覺得自己每天多少都有在斷食的感覺。吃東西的八個小時想要設定在哪一個時段都沒有問題，例如：早上七點到下午三點，或是中午十二點到晚上八點，可以自行選擇。

越是縮短吃東西的時間（減少為六個小時、四個小時、二個小時），則越能提高改善激素異常的效果。若是兩個小時以下，基本上已經算是一日一食的狀態了。在不吃東西的時間裡，要記得確實補充水分，也可以飲用咖啡、茶或花草茶。

在吃東西的時間裡，我們要有意識地攝取人體所需的養分，例如：蛋白質、脂質、維生素和膳食纖維等。所以如果選擇吃便利商店裡的食物或加工食品的話，就無法攝取所需的營養，也會失去斷食所帶來的健康效果。因此，基本上是要在家裡吃自己準備的食物。

因為有限制進食的時間，所以一定要在期間內確實攝取身體所需的營養才行。

持續間歇性斷食的好處多多

持續間歇性斷食的其中一個好處是，能有效改善胰島素抗性。

在一個為期五週的實驗中，實驗對象被分為進食的時間為十二小時和六小時兩個組別。在進食時間裡，兩個組別的實驗對象所獲得的營養完全相同。從結果來看，六小時那組在胰島素的數值和胰島素抗性上的數據都相對較低。[59]

如果對照一下自己日常的飲食習慣就會發現，現代人實際上做不到維持十二小時的斷食。但是只要能夠執行六小時的間歇性斷食，還是可以大幅度地改善胰島素抗性的症狀。同樣的，間歇性斷食也能改善瘦素抗性。[60]就算無法每天都堅持，每隔一天來執行，也能改善代謝疾病、激素異常。

執行斷食不只是為了達到減肥的目的而已。二〇一八年《科學》雜誌發表了一篇名為〈正是時候來斷食〉（A time to fast）的論文。[61]這篇論文指出，雖然斷食能帶來改善健康效果的機制目前仍未完全明朗，但定期限制能量的攝取，是有助於改善慢性發炎等許多代謝疾病與阻止神經退化的惡化情形。

今後，在針對代謝症候群、心血管疾病、癌症和阿茲海默症等神經退化障礙的治療策略中，加入斷食的飲食療法，預期將佔據重要的位置。

慢性發炎是免疫反應的開關一直處於「ＯＮ」的狀態。如果這種情況沒有獲得改善的話，當人體受到傳染病威脅時，將很難做出合適的對應。**藉由斷食來改善慢性發炎，**

能夠直接反映在增強免疫功能上。

下一章的內容會進一步把焦點放在提升免疫功能上，還會談到想要加強免疫力，可以採取哪些具體的生活形態。

第

四

章

提升免疫力的生活習慣，能讓身體煥然一新

1 免疫力是由腸道菌來決定

人體原本就具備了能抵禦來自外部侵略的系統。免疫系統能維持我們的健康，保護我們免於病毒、細菌、寄生蟲、真菌以及其他病原體的傷害。免疫系統一直為我們監視著入侵者，藉由免疫反應攻擊外敵，無時無刻為守護我們的身體做好準備。

在免疫系統的組成中，白血球是其中的核心要角。白血球被分配在胸腺、脾臟、骨髓和淋巴結等不同的淋巴組織中，並會在血管和淋巴管裡不停地來回巡邏。當發現病原體後，白血球就會立刻增加數量，並發出召集令。這道召集令稱作細胞激素。

細胞激素透過循環全身的方式，首先讓大腦知道我們體內存在著不速之客，並準備好應對的方式。在細胞激素發出訊息後，大腦首先會下達體溫升高的指令。體溫上升後就能加速免疫細胞的移動，讓免疫細胞能盡快抵達出事的地點，這時全身肌肉會藉由顫抖來產生熱能。在發熱前會感到寒冷而打顫，即代表免疫系統正在運作中。因此，如果在感冒初期服用解熱藥物的話，反而會降低體內的免疫力。

肩負起免疫功能的白血球共有兩種類型：第一種是「吞噬細胞」，它能夠直接吃掉並分解病原體，類型有肥大細胞、單核球、巨噬細胞和嗜中性球等；第二種是「淋巴球」，它會記住某種病原體過去是否也曾入侵體內。如果遇到相同的病原體入侵的話，淋巴球就會使用「抗體」來發動攻擊。正因為淋巴球中保存著曾經遭受感染的記憶，所以我們只要得過一次水痘或麻疹，就能終生免疫。另外，在淋巴球中還有自然殺手細胞，會攻擊「初次見面」的病原體。

腸道菌是免疫力的好夥伴

對人體造成威脅的外部敵人，最可能是透過進食的方式來入侵體內。用餐時細菌、病毒和未消化的食物等，會以入侵者的角色進入我們體內。正因如此，人類的腸道才會佔了七〇至八〇％的免疫功能。

然而，在現實中，只靠這套免疫系統並無法完全保護我們的身體。這是因為有太多外敵會透過進食來攻擊我們。為此，腸道中才會存在著腸道菌這號強大的免疫力幫手。

腸道菌為了確保自身在腸內的地盤，因此無法容忍其他病原體的侵入，所以才具備監視的作用，並負責把入侵者的訊息，傳達給吞噬細胞和淋巴球。除此之外，腸道菌自己也會直接發動攻擊，透過製造丁酸，幫助人體抑制腸內發炎的症狀。

若希望腸道的免疫功能可以完全發揮作用，就不能缺少腸道菌的參與。可以說，腸內環境的好壞決定了免疫力的高低。

2 腸道的起點是口腔

大家已經知道，腸內環境以及腸道菌的組成和免疫力之間的關係了。但你們曉得腸道的位置在哪裡嗎？

一般人聽到「腸道」這個名詞時，腦海中浮現的畫面通常是「在肚子裡面」、「胃下面的器官」。

然而，腸道的起點其實是「口腔」。腸子是消化器官，其範圍從嘴巴直到肛門。因此提到腸內環境時，也不能忘記「口腔環境」。

口腔內約有七百多種細菌

口腔裡存在許多不同的細菌。荷蘭人安東尼・范・列文虎克（Antonie van Leeuwenhoek）在一六七四年時，觀察自己的齒垢後發現「裡頭有小型生物活躍地活動」。口腔內細菌僅次於大腸，是人體第二大的微生物集團。口腔內的平均溫度為三十七度，唾液pH值在六．五至七之間，呈弱鹼性，這對細菌來說是一個安定的繁殖環境。

到目前為止，人類已經發現口腔中的常見細菌約有七百多種，而且其數量在一毫升的唾液中為一億至一百億個，一克的齒垢裡就存在和糞便中數量相當的細菌。

除此之外，口腔中還有原生動物、真菌、病毒等不同型態的微生物共存。因此每天當我們吞嚥唾液或吃飯的同時，就會有約一兆個以上大量的微生物被我們吞進肚子裡。

這些進到我們體內的細菌，大部分都會被胃酸處理掉。然而，胃酸的分泌能力會隨著年齡增長而逐漸低下。因此，年紀越大，就有越多的細菌會直接通過胃部。如此一來，只要口腔環境不佳的話，自然不難想像其後的腸內環境也會受到波及。

口腔內細菌和人類實為一種共生的關係。口腔中黏膜和牙齒表面因為都附著口腔內細菌，所以才能維持一個讓其他病原菌無法附著的環境。然而，不良的飲食習慣、抽菸和飲酒，則會破壞這種共生生物的生存環境。

最容易破壞口腔環境的就是砂糖。[62]口腔內細菌會使砂糖發酵，創造出乳酸等酸性物質造成牙齒腐蝕。當口腔內的環境酸性偏高，細菌的組成會發生變化，使得壞菌增加，進而引發牙周病。

想要改善腸內環境，就從口腔開始

想要改善口腔環境的方法是減少吸菸和飲酒，還有定期到牙醫洗牙以及預防牙周病。此外，每天除了刷牙和用牙線做好牙縫間的清潔外，希望大家也能做到以下兩件事：**油漱口（oil pulling）和刮舌苔**。

油漱口是印度傳統醫學阿育吠陀中一種改善口腔環境的方法。做法為含一口椰子油、芝麻油或橄欖油，然後在口中翻攪約十五分鐘後，再把嘴裡的油吐出來。這些油能為我們去除刷牙無法清除掉的汙垢。

舌頭表面的乳頭是一些細菌的藏身之處，尤其舌頭呈白色的人，其白色部位就存在著大量的細菌。遇到這種情形，可以使用金屬製的刮舌苔道具，一天一次做好舌頭的清潔工作。

3 藉由複合位移運動（MMC）來清潔腸內環境

人們口中一毫升的唾液裡，就存在著一億個以上的細菌。這些細菌絕大部分會被胃酸處理（殺菌）掉，因此一毫升的胃酸裡，只剩下不到一百個細菌。

胃之後是小腸，小腸前半部分中一毫升的腸液中約有一百個細菌，可是到了小腸的末段（迴腸末端），一毫升腸液中細菌的數量卻會增加到一千萬個之多。這是因為在小腸的前半段，因為會分泌出和胃液一樣，具有殺菌作用的膽汁，所以細菌是無法增生的。

維護腸內環境的系統不只如此，還有一套把經過殺菌處理的腸液，從小腸前半段運送到後半段的構造。

「MMC」（Migrating Motor Complex，**複合位移運動）是一種腸道運動，目的是洗淨胃和小腸中的食物殘渣和細菌，並讓它們離開**。只要腸胃中有食物存在，細菌就能得到養分並增生。因此MMC在管控腸道菌這件事上，是極其重要的機制。

缺少洗淨的時間，才會讓肚子不舒服

要是ＭＭＣ的功能無法妥善發揮作用，會引起讓全身神經功能低下的糖尿病，以及使腸道變硬以至於無法活動的「硬皮病」這類自體免疫性疾病，以及讓原本細菌很少的小腸內，發生細菌異常增生的「小腸菌叢過度增生」（ＳＩＢＯ）。

小腸細菌過度生長，除了會讓人感到腹部膨脹和腹痛外，還會引發便祕、腹瀉和產生過多的屁等症狀。因此讓ＭＭＣ能夠正常發揮作用，對腸內環境來說極其重要。

ＭＭＣ只在空腹時才會啟動。當我們處於空腹的狀態，肚子發出咕咕的聲音就表示ＭＭＣ開始運作了。從胃到小腸末端，腸中的內容物以一分鐘移動六至十二公分的速度，約每九十分鐘移動一次，但ＭＭＣ會在吃東西的時候立刻停止。因此**為了使能讓腸道保持清潔的ＭＭＣ運動順利進行，某個程度需要確保空腹的時間**。

假如你的生活是早餐後不久又開始吃零食；吃完中飯過不到兩小時，下午三點又有點心時間；晚飯結束洗好澡後，會再來一客冰淇淋的話，那麼除了睡眠時間以外，ＭＭＣ是不可能發生的。

如果想要啟動ＭＭＣ來做腸內掃除的話，就要設定間歇性斷食中「不吃東西的時間」，有意識地保留MMC運作的時間才行。

4 維生素C是啟動免疫力的關鍵

接下來，我想為讀者介紹和免疫力有直接關係的維生素和微量元素。

首先登場的是維生素C。**維生素C是啟動免疫力的關鍵角色**。在血液中，做為免疫力主力的淋巴球，其維生素C濃度最高，因此淋巴球的活動都不能沒有維生素C。另外，淋巴球數量的增加及功能發揮，也和維生素C脫離不了關係。[63]

感冒要吃奇異果

攝取維生素C，是感冒時可採取最簡單又最安全的緩解方法。有研究報告指出，感冒時如果多攝取維生素C，可以盡早改善感冒症狀。[64]

至於攝取量的基準，有這樣一則研究。將得到感冒或流感的患者分成兩組，一組人在最初的六個小時裡，每隔一個鐘頭就攝取一克維生素C營養補充品，之後每八個小時攝取一克維生素C；另一組人則是固定每隔八小時攝取一克維生素C。經比較後發現，攝取較多維生素C的人，改善症狀的速度會比較快。[65]

當然並不是說想要改善感冒症狀，就一定要服用維生素C的營養補充品才行。吃些富含維生素C的蔬菜水果，也能得到相同的效果。例如：奇異果就是一種含有大量維生素C的水果，有研究報告指出，吃奇異果的確能快速治好感冒。[66]

維生素C能對抗氧化壓力

維生素C同時也是體內重要的抗氧化物質。為了和體內各式各樣的氧化壓力（oxidative stress，或稱為氧化應激）對抗，必須要有充足的維生素C才行。

體內其實存在著可以再次利用已經使用過的維生素C系統。然而受到日常飲食習慣中食物和壓力等影響，當我們需要許多抗氧化物質的時候，反而缺乏維生素C。有研究報告指出，許多慢性疾病、癌症和糖尿病的患者，他們體內的維生素C的含量都不夠。[67]

植物和魚類、兩棲類、爬蟲類和鳥類等動物的體內，都有合成維生素C的酵素，不過這種酵素卻在人類演化的過程中消失了。因此我們現在只能從食物中攝取維生素C。

除了前面提到的奇異果之外，柑橘類的檸檬和柳丁、紅甜椒、青花菜、球芽甘藍和番薯等，也都含有豐富的維生素C。

日常生活中記得要多攝取以上食物，讓體內的維生素C能維持充足的狀態。

5 維生素D可增加對傳染病的抵抗力

遠古時代的人類是過著日出而作、日落而息的生活，這種規律的生活節奏已經深刻在我們的遺傳基因裡。人體具有白天曬太陽可維持健康的機制，只要皮膚接受陽光（紫外線B〈UVB〉）照射，皮膚裡膽固醇就會成為製作維生素D的原料，而被進一步利用。

過去，維生素D只被看做是「調節鈣質吸收的維生素」而已，包含我在內，醫師一般對維生素D的看法也僅止於「用來增強骨質疏鬆症患者骨強度的處方藥」。

但最近幾年有研究報告指出，在改善免疫力方面，維生素D同樣具有顯著的健康效果。

缺乏維生素D，容易導致重症

維生素D有控制站在對抗傳染病最前線的淋巴球和巨噬細胞的能力。[68] 當缺乏維生素D時，得到傳染病和重症化的風險也會隨之升高。人體維生素D的多寡是由檢測血清中25-OH Vitamin D的濃度來判定。25-OH Vitamin D的數值越高，就比較不容易生病。

已有報告指出，維生素D等級不同的人，得到新冠肺炎的症狀也不相同。維生素D濃度（25-OH Vitamin D）在三〇奈克／毫升以上的人，需要用到人工呼吸器等加護病房的重症患者，只佔了七．二％；維生素D的濃度未達三〇奈克／毫升的患者，重症化比例居然高達六四％。[69]

最能預防傳染病的維生素D濃度數值為五〇奈克／毫升。在日照時間較短的冬天，有三五．四％的男性和六二．二％的女性，其維生素D濃度都未滿二〇奈克／毫升，呈現缺乏維生素D的狀態。[70]

做日光浴可有效獲得維生素D

只要沐浴在陽光下，就能提高體內維生素D的含量，增強免疫力。既然好處這麼多，有什麼理由不曬太陽呢？在這裡鼓勵大家能經常到戶外做日光浴。

想從太陽光中得到的維生素D，就算在夏天每星期三次做日光浴，一次三十至六十分鐘，也僅能提升〇・九奈克／毫升而已。[71]因為維生素D是脂溶性的維生素，具有囤積的特性，所以每天都可儲存一點在體內。只要別忘了做日光浴，就不會發生缺乏維生素D的問題了。

我的建議是，養成在白天做日光浴的習慣，夏天五分鐘，冬天十五分鐘左右就足夠了。但請記住，如果塗上防曬乳液，效果就會打折扣了。如果擔心長雀斑的話，可多吃一些富含抗氧化物質的蔬菜水果。結束日光浴後，建議塗抹一些椰子油，不僅能維持皮膚的弱酸性，還具有保濕和抗發炎的效果。

維生素D是萬能維生素

現在有些人過著一整天都完全沒有看到太陽的生活，要是持續足不出戶，就等於平白放棄了能讓自己變得更健康的好事。維生素D除了提升免疫力之外，目前還發現具有抗癌、預防失智症和糖尿病、改善慢性疲勞和憂鬱症，以及提升男性機能的效果，可說是一種萬能維生素。

除了做日光浴之外，維生素D也可以從食物中獲得。富含維他命D的食物，在魚類是鮭魚和沙丁魚，肉類是牛肝，另外還有奶油、起司、菇類和蛋黃等。

此外，如果想預防傳染病，短期內必須提高體內維生素D濃度的話，服用含有維生素D保健食品無妨。可是希望讀者記住，**攝取過多的維生素D是會中毒的**。

因此，服用含有維生素D的保健食品，請嚴守「定量」，最好也同時留意在血液中的濃度。

6 微量金屬鋅有消滅病毒功效

每年到了容易感冒的季節，總有一種元素會成為鎂光燈的焦點。它就是鋅，化學元素標示為Zn。鋅在人體中的含量僅次於鐵，是豐富的微量金屬。

鋅可以啟動免疫反應，讓感冒快快好

鋅是複製基因時不可或缺的元素，也是體內兩千種以上酵素的催化劑成分。

當病毒和細菌侵入人體時，淋巴球和巨噬細胞等白血球表面的受器，就會開始進行確認的工作。接著，讓鋅快速地進入細胞內啟動免疫反應，這時會增加具有抵抗病毒和抑制腫瘤增生作用的「干擾素」。

一般認為，因為鋅是調整干擾素活動時所需的元素，所以必須迅速進入到細胞內。雖然鋅可以從食物中取得，但如果攝取不足的話，免疫反應就難以發揮功效。

另外，服用含有鋅的保健食品，可以縮短感冒時間約三三％。[72]實驗中鋅對許多病毒都具有抗病毒效果，有研究報告指出，除了流行感冒病毒[73]外，鋅還具有抑制引發SARS冠狀病毒（嚴重急性呼吸道症候群）的效果。[74]

嗜好杯中物的人容易缺乏鋅

鋅很容易因我們的飲食習慣不佳而缺乏。嗜好杯中物的人，會增加鋅隨尿液排出體外的機率，如果飲食又缺乏營養，就會導致鋅缺乏的狀態。另外，食物中的植酸會阻礙腸道吸收鋅。豆類、玉米和稻米等都含有植酸，只能以這些食物為主食的發展中國家人民，容易出現鋅不足的問題。除了肉類和魚類之外，牡蠣、杏仁和南瓜子中也含有豐富的鋅。

一般來說，只要飲食均衡，就不用擔心會有鋅不足的問題。

感冒初期多補充鋅，可以改善症狀

感冒時，我們可以增加鋅的攝取量。研究報告指出，在感冒初期，**尤其是在出現症狀的二十四小時之內，服用含鋅的營養補充品的話，便有改善症狀的效果。**[75]

不過，服用營養補充品之前，要特別注意的是，營養補充品裡有哪些成分。有些產品裡除了鋅之外，還摻入了許多添加物。

如果其中含有人工甜味劑的甘露醇和山梨糖醇，鋅可能會因為和這些甜味劑結合在一起而降低功效。另外，也要留意鋅的種類，像是可多選擇葡萄糖酸鋅和乙酸鋅，有助於提高體內鋅的吸收率，增強其功效，而檸檬酸鋅則要盡量減少攝取。[76]

7 培養運動習慣，就可克服感冒

預防感冒除了做日光浴之外，運動也是一種不錯的方法。

有研究報告指出，從事中度負荷運動（例如：每天步行二十至三十分鐘、每隔一天上健身房一次、每週騎兩至三次自行車）的人，得到感冒的風險可以降低二三％。即使感冒，也會早三．五天康復。[77]

若想利用運動來預防感冒，有運動習慣的人效果會比較好。美國做過一項針對一千個人的研究，內容是調查運動的頻率和在秋冬季節時，出現流鼻水以及咳嗽等症狀天數之間的關係。幾乎沒有運動的人在三個月中，有九天會出現感冒症狀，與之相對的是每週做五次運動以上的人，三個月中則只有五天會出現症狀。或許這個差異並不大，但有做運動的那一組人病情比較輕，較不會為感冒所苦。[78]

想改善慢性發炎，就要定期運動

每次做運動時，我們的身體都會出現引起發炎的反應。

運動對身體來說其實是一種壓力，會使白血球的數量和引起發炎物質（細胞激素）增加。藉由運動讓體內的發炎物質定期增加，反而可以強化人體抑制炎症的機制，讓日後再接觸到相同的刺激時，也不會輕易出現發炎的症狀，讓我們的身體更結實。

當我們運動時，肌肉會分泌出「肌肉激素」（myokine），這種激素具有抑制肌肉發炎的作用，此外，還有促進脂肪分解、預防動脈硬化、改善肌肉的胰島素抗性的效果。

然而，若是體內有慢性發炎的情況時，遇到像外敵入侵這種關鍵時刻的話，會使免疫力無法完全發揮實力。透過運動來改善慢性發炎的症狀，就能提高免疫力。

定期運動帶來的好處，在身材精實的人身上會比身材肥胖者感覺明顯，由此可知，從提升免疫力的觀點來看，在日常生活中甩掉脂肪是非常重要的。

79

持續一小時以上的激烈運動對身體有害

運動對身體來說其實是種壓力，因此如果負擔過大的話，身體反而會受到傷害。如果像運動員那樣，進行長時間又高度集中精神的運動的話，之後將會有好幾天都處於免疫功能受損的狀態。[80]

若是從免疫力的觀點來看，並不推薦人們進行超過六十分鐘以上的運動。從事一小時以下的運動，能讓人體優先增加自然殺手細胞和ＣＤ８陽性淋巴球等，這類能殺死癌細胞和病毒的免疫細胞。[81]會出現這種現象，是因為上述的免疫細胞從淋巴結等淋巴組織進入到血液中的緣故。

當我們做運動時，身體就會強化對病原體和癌細胞的監視力道，因此在合理範圍內提高心率是很重要的。**建議大家，可以每天在不讓自己疲憊的範圍內，從事短時間之內就能讓心率上升的高強度間歇訓練。**

如果有心臟方面的問題，無法從事會讓心率升高運動的人，建議每天都要健走，即使**只有三十分鐘的健走，也可以增加免疫細胞。**

8 好好睡一覺

大家每天都睡幾個小時呢？

現代人其實都有睡眠不足的問題。最新的研究建議，每人每天最好能睡七至九個小時。[82]長期睡眠時間都很短的人，會增加罹患心血管疾病以及癌症的死亡率，而且**減少睡眠時間，免疫功能也會連帶下降**。

現代人因為都很忙碌，所以總是想早點起床做點什麼。到了晚上又喜歡滑手機或在線上看影片，三更半夜都還不睡。甚至還有人認為，睡覺就是在浪費時間。

但是當人們了解睡眠時體內會發生什麼事情的話，應該就會想要充分把握睡覺的時間了。直到最近，有關睡眠機制的神祕面紗才逐漸被揭開。

睡眠時會排出引發阿茲海默症的腦內廢棄物

由於腦內沒有淋巴組織，所以人們一直不知道，大腦究竟如何排出不要的物質。但在二〇一三年的一篇論文中指出，大腦其實存在一種和淋巴組織完全不同的排放系統，稱為「膠淋巴系統」。含有腦周圍廢棄物質的液體，會穿過腦的動脈以及腦神經細胞的空隙，直接流入靜脈。[83]這套把廢棄物質從腦中運送出去的機制，在清醒時不會發揮作用，只有睡著時才會開始運作。

會引起阿茲海默症的蛋白質，在睡眠時的清除速度可增加至兩倍。[84]一旦無法去除腦內的廢棄物質，就會加劇睡眠障礙。而睡眠障礙又是因淋巴球和自然殺手細胞等免疫細胞減少所引發的。[85]可以說人類是靠著睡眠來維持免疫力的。

睡眠時間和感染傳染病風險的關聯性

大家知道睡眠時間和得到傳染病的風險有著什麼樣的關係嗎？

以三十七歲到五十七歲，合計五萬六千九百五十三位女性為對象的研究中發現，一天睡眠時間不到五小時的人，在未來兩年內，得到肺炎的風險竟然高達七〇％。[86]

睡眠不足固然不好，但若睡太久也會適得其反。和睡眠時間不滿五小時的人一樣，一天睡超過九小時以上的人，得到肺炎的風險也會高達五〇％。**理想的狀態是每天都能有八小時高品質的睡眠**。

在另一項研究中，詢問一天睡眠時間不到五小時的人「在這一個月之內，你是否有得過傳染性疾病」，把得到的結果和每天都睡眠充足的人相比，前者回答「是」的人數，竟然比後者高出八〇％。[87]由此可知，在傳染病盛行的季節，一定要留意自己的睡眠是否充足。

如果睡眠不足，可以藉由補眠來抑制發炎

要想恢復因睡眠障礙所造成的傷害，需要一定的時間。如果連續五天睡眠不足，在一星期之後，白血球的數量仍無法完全恢復。[88]但如果因為平日忙於工作造成睡眠不足的話，則可以藉由午睡[89]，或是利用周末的時間來好好補眠[90]，抑制發炎的症狀。因此，請大家在能確保睡眠時間的前提下，好好睡一覺吧。

慢性睡眠不足和飲食過量和體重增加也有關係[91]，睡眠不足可是減肥的天敵呢！

身體發熱是免疫系統正在發揮作用的證據

另外，睡覺是感冒時我們最該做的事情。因為睡眠可以讓身體迅速康復，能支援免疫功能，加快把能量分配到免疫系統的速度。[92]

當我們得到傳染病時，在睡眠中體溫會快速上升。[93]而體溫升高又是活化免疫細胞時不可或缺的機制，因此好好睡覺能讓免疫系統的功能活絡起來。發熱是身體的重要訊息，讓我們知道免疫系統正在發揮作用。因此如果**在感冒初期硬要服用退燒藥的話，反而會有病症一直治不好的風險**。

9 褪黑激素是最厲害的增強免疫力物質

睡覺時，體內會製造增強免疫力的物質——褪黑激素，我認為這是能提升體內免疫力的最強物質。

對熟悉「睡眠」這個議題的人來說，褪黑激素一詞可能已是耳熟能詳了。它是腦內的松果體以血清素為原料，所生產出來的腦內神經傳導物質。

到了夜晚，體內會自動開始分泌褪黑激素，誘導我們入睡。含有褪黑激素的營養補充品，目前也被當作安眠藥來使用。

褪黑激素在過去一直被視為具有等同於安眠藥作用的物質，但在最近二十年中，有研究報告指出，它同時也扮演強化免疫力的關鍵角色。[94] **褪黑激素在對付病毒、細菌和寄生蟲上，都能發揮免疫功能的重要作用。**

根據多次的動物試驗可知，在傳染病出現嚴重症狀時使用褪黑激素，能提高生存機率，就是因為褪黑激素能誘導活化免疫功能的物質，具有增強免疫力的作用。要想讓褪黑激素發揮抗感染的效果，就要打造良好的腸內環境，降低內臟脂肪的含量，維持身體的免疫功能。

此外，褪黑激素是厲害的抗氧化物。當感染併發重症時，身體會出現許多活性氧類，對細胞造成很大的傷害。其中又以細胞內的引擎——粒線體，受到的傷害最大。

褪黑激素是極少數能夠直接進入粒線體的抗氧化物質，可以保護粒線體不受活性氧類的攻擊。[95]活性氧類不但會使脂肪酸化，還會製造出「醛」這種劇毒物質，讓富含脂質的細胞周圍的膜（細胞膜）容易遭受到攻擊。

褪黑激素能夠防止細胞膜的脂質酸化，進而保護細胞。一般認為，褪黑激素所具有的抗氧化作用，可以增強人體保護效果，並且預防傳染病。

強大的「吸血鬼激素」，遇光則效果不彰

褪黑激素是一種具有生理性的物質，從晚上九點左右開始增加分泌量，到深夜時達到高峰，等到天快亮的時候自然會停止分泌，接著人就起床了。可刺激人體分泌褪黑激

素的是「黑暗」。相反的，如果接觸到「光」，尤其是智慧型手機或電腦螢幕的藍光，會大幅抑制褪黑激素的分泌。[96]

正因如此，褪黑激素的綽號又被稱作「吸血鬼激素」。如果希望褪黑激素能大量分泌，在就寢的兩個小時前，就要停止使用ＬＥＤ燈以及會產生藍光的電子設備，並維持房間處於漆黑的狀態下睡覺。

把本節內容和前面提過「睡眠能提升免疫力」的主題放在一起來看的話，確實可以得出當我們入睡時，還是能進行預防傳染病的對策。

若想在晚上促進褪黑激素的分泌，就要在白天時藉由陽光來停止褪黑激素的分泌才行。最有效的做法就是，一**覺醒來後，就做個日光浴吧**。

第

五

章

養成「腸活」好習慣，活得美麗又健康

1 養成健康的生活習慣

想要擁有健康的身體，必須要有健康的腸內環境才行。

目前身材屬於肥胖或累積大量內臟脂肪的人，他們的體內正在慢性發炎中，並處於發生高血壓、糖尿病和脂質代謝異常的高風險狀態下。我真希望他們能注意到自己的生活型態已經造成腸內環境惡化，而且使免疫力無法正常發揮。

這裡要介紹如何改善激素（荷爾蒙）異常，並同步改善腸內環境，讓大家能夠健康瘦下來，打造一個不用擔心受到傳染病攻擊的身體。這個方法已經有一百多位我線上健康教室的學員正在實踐了。

「雖然想要減肥，但就是無法堅持下去……」

「體重才剛往下掉，卻又馬上復胖回來……」

「已經報名健身房課程了，卻沒去過幾次……」
「儘管已經決定要多走路了，但因為覺得麻煩，結果還是選擇開車……」

明明已經決定好目標卻經常半途而廢。雖然剛開始的時候也想過要努力試試，可是想持之以恆卻很困難，原因就是出在沒有「把行動習慣化」。在大多數的情況下，挑戰之所以會失敗，是因為我們想要的改變，和至今的生活型態差異過大有關。

先改善生活習慣，才能有效改善腸道健康

改變長久固定的生活型態，是大腦最討厭的事情。原因在於，當我們想要這麼做之後所採取的行動，就是有意識大幅增加大腦負擔的行為。

我們在一天之中的行為，約有五〇%是在無意識的情況下完成的。例如：每天早上我們喝咖啡或刷牙並不需要特別思考，因為這對大腦來說是幾乎沒有任何負擔。

在無意識之下所做的行為稱做「習慣化的行為」。有意識去做的行為和習慣化的行為，這兩者在腦中處理的部位並不相同。

有意識的行為，是由頭部前方的前額葉皮質來掌管；習慣化的行為，則由位於腦中心部位的基底核來處理。因此，由前額葉皮質掌管的行為，我們可以藉由語言說明及表達，自己為什麼想要做這件事。不過由基底核處理的行為，我們則很難加以解釋，因為這是在無意識且沒有壓力的情況下所完成的。[97]因此，當你想要養成某種習慣時，就必須改變腦中處理行為的部位，使它變成習慣化才行。

為了擁有健康的身體，我們必須得培養健康的生活習慣。健康的生活習慣涵蓋了**「飲食」**、**「運動」**、**「睡眠」**、**「壓力管理」**這四個要素。只要把這四個要素變成自己的生活習慣，身體就會慢慢地開始發生變化。

在我的線上課堂中，有教導改善腸內環境的腸內洗淨法、高效率排出毒素的排毒法，以及為期兩個星期，可預防癌症的集中飲食法。雖然以上都是為了製造出好的腸道菌，但如果沒有先確立好的生活習慣，則無法得到任何效果。

2 如何才能養成習慣？

根據倫敦大學的研究結果顯示，要養成一個習慣，平均需要花費六十六天的時間。[98]那麼我們該怎麼做，才能活化腦中和習慣化相關的基底核呢？首先我們要先弄清楚「習慣」的定義，就能知道該採取什麼行動了。

習慣是「在某個特定的誘因下，所引發的自動且無意識的反應，這些反應不斷重複行為的過程中，就會成為後天所建構出來的事物」。[99]習慣化的行為藉由「有意識」和「不斷重複」，才會成為我們身體的一部分，絕不是「與生俱來」的。因此，習慣是個人有意識地想要去學習掌握某件事，而且也確實做到了。

「每天持之以恆」比「做了多少」更重要

從上文可知，習慣的養成中最重要的是「**每天持續去做某件事**」。

透過每天持續去做某件事的行為，會使腦內掌管該行為的部位從前額葉皮質改成基底核。這裡的重點是「每天不要間斷」，這和「究竟做了多少」並沒有多大的關係。

舉例來說，現在我們想養成慢跑的習慣。如果持續了三天、每天三十分鐘的慢跑後，卻突然喊停的話，就無法養成慢跑的習慣。但哪怕每天只進行一分鐘，只要你能有意識地繼續堅持跑下去，那麼慢跑這件事就會成為你的習慣。

與其從剛起步時就設定「三十分鐘」、「五公里」這種大目標，不如將重點放在「養成跑步的習慣」。我們很容易高估自己，認為要每天持續去做某件事並不困難。結果卻完全忘了思考「要做到什麼程度」這件事。

哪怕每天只是做一次伏地挺身或深蹲也好，有意識地設定一個讓自己想找理由不去做都會感到難為情的低標準，也是很重要的。同樣地，只要先養成每天慢跑的習慣，接下來要延長跑步的時間和距離就簡單多了。

迎接改變的第一步

要養成一個健康的習慣，**最初的二十八天是決定勝負的關鍵**。在這段期間裡，要隨時注意自己的飲食、運動和睡眠習慣。

- 在飲食上，養成間歇性斷食（請參照第三章第十節的內容）的習慣。
- 在運動上，養成一天至少運動兩分鐘的習慣。
- 在睡眠上，養成在入睡前做完深呼吸後再就寢的習慣。

看到這些內容，有些讀者可能會質疑：「就只要這樣嗎？」事實上，如果只執行一個月，體重幾乎是不會改變的，也不可能長出足以改變體格的結實肌肉。但只要各位可以有意識地嚴守這三項基礎習慣，之後不論是健康狀況或體態，一定會出現強而有力的改變。

3 飲食習慣化之一：斷醣

如果希望在斷食時身體不會出狀況的話，就需要把間歇性斷食變成習慣。

經常攝取醣分（碳水化合物）的人，無法過著一天有十六個小時不吃東西的生活。對他們來說，需要面對的第一個課題就是「在短時間內徹底斷絕碳水化合物的誘惑」。

本書的第一章第三節中曾提到限醣的危險性。如果沒有經過深思熟慮，就開始長期斷絕攝取碳水化合物，而且也沒有其他的飲食配套，那麼這種限醣的飲食方法就有相當大的風險。如果真的想要瘦身，去除積累在體內的內臟脂肪，首先要做的應該是採取「正確的醣類限制」。

讓身體回復到能大量使用醣的狀態

隨著年齡增長，人們分解和吸收碳水化合物的能力也會隨之減弱。正因為分泌出能夠分解碳水化合物的消化酵素的能力下降，所以上了年紀後，如果還和年輕時吃的一樣多，就會增加腸道的負擔。再加上吸收到體內的葡萄糖，也已經不容易進入到細胞內（胰島素抗性），結果造成體內出現許多沒有使用到的葡萄糖。

未被吸收的葡萄糖，會在體內引起「糖化反應」，這是指糖和蛋白質、脂質相互結合後，製造出「糖化終產物」（AGE）的現象。糖化終產物會加速細胞老化，並引起發炎。而剩餘的葡萄糖，最終會以脂肪的形式儲存在體內。

如果我們攝取了超過目前身體所能負擔的醣（碳水化合物），不但會加速老化，還會讓脂肪堆積在體內。為了增進醣類的處理能力，我們必須做的，就是延長不攝取醣的時間。

在前面的章節中已經提過，斷食可以改善胰島素抗性的症狀。藉由間歇性斷食，徹底區隔「吃東西的時間」和「不吃東西的時間」的做法，就能提供身體一個改善胰島素抗性的機會。[100]

我們希望達到的目標是，讓身體回復到能夠大量使用醣類（最重要的營養來源）的狀態。

脫離「醣中毒」

醣最恐怖的地方在於，它對大腦會產生和毒品相同的作用。所謂和毒品相同的作用即是「中毒」，當不攝取醣類時就會出現戒斷症狀。其中又以小麥的效果最為顯著。在某項研究中，肥胖者服用了含有納洛酮這種能夠抑制毒品作用的藥物，結果可減少對碳水化合物的需求。[101]原因是碳水化合物會誘導出「內啡肽」這種「腦內啡」，讓人在吃東西的時候會產生幸福感。當內啡肽出現時，就表示碳水化合物的庫存不夠了，接著會出現戒斷症狀，讓人更想要吃甜食，陷入難以脫離的惡性循環中。

既然如此，我們該徹底斷醣多長的時間比較合適呢？人們渴望攝取碳水化合物的尖峰期約為五天，因此只要能做到斷醣五天，之後要進行控管，就會容易多了。

在斷醣期間，要讓胰島素的分泌徹底停擺。至於這五天該怎麼度過，可以像我前面提過的，在攝取碳水化合物以外的營養時，採用大骨湯斷食法，這樣能得到更佳的效果。

在進行斷食的前一個星期，除了正餐之外就不要攝取碳水化合物了，這也是為了讓自己避免吃零食所做的必要準備。

4 飲食習慣化之二：攝取優質脂類

人體六十億個以上的細胞，都是被細胞膜包覆著。

健康的細胞，其細胞膜富有彈性，能夠順利地吸收氧氣和營養，排出廢棄物質和毒素，讓細胞維持在精神飽滿的狀態。構成細胞膜的主要成分為脂質，如果我們吃下肚的食物都是容易引起發炎的脂質，就會導致細胞膜的功能明顯衰退。

因此我希望大家能認識到，**選擇攝取不同的脂質，對細胞機能所造成不同的影響，是遠遠超過我們想像的**。

限制醣類的攝取後，身體會明顯出現缺乏能量的感覺。因此，在限制醣類攝取期間，如果沒有準備好含有適量蛋白質和充分脂質的食物，就會讓身體陷入能量不足的飢餓狀態。在這種狀態下，免疫力會大幅下降，生活也會顯得無精打采。

在目前著名的限醣飲食法中，並沒有規定蛋白質的攝取量以及脂質的種類。如此一來，則很難藉由限制醣類攝取來改善胰島素抗性的症狀。

因此，在激素異常沒有獲得改善的情況下想要減肥，到頭來還是白忙一場而已。這都是因為許多人採用的都是仍會復胖的飲食法。

要杜絕劣質脂質，最好減少外食次數

許多人並不知道，如果攝取不好的脂質會讓身體發炎。不好的脂質簡單來說就是「容易劣化的脂質」。最具代表性的就是從植物的種子榨出來的油。例如：大豆油、葵花籽油、菜籽油和棉籽油等，以上這幾種油都是沙拉油的主要成分。這些油類的主要成分為多元不飽和脂肪酸，具有脂肪酸中多種容易劣化的部分。以這些容易劣化的油來製造我們體內的細胞，想當然耳，細胞的功能絕對是積弱不振。

除此之外，起酥油和人造奶油等工業製造出來的油，一樣也會引起發炎的症狀。如果發現加工食品的包裝上，標示著植物油脂或起酥油等字樣，就代表這些食品裡都含有這些不好的油。油在經過重複使用後，會對身體造成相當不好的影響。我們對於出門在外吃的食物、菜餚和便當中所使用的油是哪一種，以及這些油到底重覆用過幾次，完全不清楚。

因此，為了養成健康的生活習慣，避免攝取到劣質油脂的食物，我們只吃自己做的，盡量不要外食。

選擇優質脂類才能避免慢性發炎與身材走樣

牛、豬、雞和魚類等的動物性脂質、奶油、酥油（Ghee）、橄欖油、椰子油等，都屬於好的脂質。另外像是酪梨、杏仁、胡桃等堅果類，與黑巧克力等，也都是優良的脂質。

過去動物性脂質因富含膽固醇，會增加罹患心臟病的風險，所以並沒有受到人們的青睞，但時至今日，這種說法已經被明確被推翻了。不過，需要注意的是，目前的牛、豬、雞，大都食用以大豆或玉米等所製成的飼料來飼養，所以牠們的油脂中也含有許多植物脂質。因此如果吃了太多牛、豬或雞肉的話，也等同於攝取了大量的植物油脂。因此，不要吃太多動物性的肉類。但如果是用牧草飼育的草飼牛，則完全沒有問題。相同的道理，選擇魚類時也是天然的比較好，應避開用穀物養殖的魚類。

好的油雖然價格的確比較昂貴，但只要改用好油，就能為健康帶來許多益處，怎麼算都是值得的投資。

只要我們攝取優良的油脂，那麼新生的細胞也會擁有優秀的細胞膜。為了使自己體內的細胞變得更健康，我們一定要嚴格管控進入體內的脂質種類。因為攝取優良的脂質，並不會讓身體出現發炎的症狀，當然也不會讓身材走樣。

相反的，即使攝取少量的劣質油，體內也會開始發炎。因此在進行斷食之前的一至兩週前，就應該徹底轉變攝取的脂質。

5 養成間歇性斷食的習慣，只需二十八天

只要花幾天執行限食或斷食，體重是會下降的。但我們最想甩掉的脂肪，卻幾乎沒有受到影響，這時減下來的其實幾乎都是水分而已。當我們不進食，就會啟動儲存在肝臟和肌肉中的肝糖。肝糖會和水分子結合，在分解的時候，水分也會隨之消失。而且當體內的糖不夠時，我們的肌肉還會分解來製造胺基酸，讓糖進行代謝。因此，在飲食限制初期所減少的，其實是水分和肌肉，根本沒有燃燒到脂肪。

所以，若想燃燒體內脂肪，就得嚴格限制會合成脂肪的胰島素（激素）的分泌。但要想改善胰島素功能低下（胰島素抗性）的問題，則需要花點時間。

換句話說，想打造一個會燃燒脂肪的身體，不是一蹴可及的事情。

先改善胰島素抗性，才能有效燃脂

脂肪會在什麼時候燃燒呢？

答案是在我們靜下來時，透過肌肉內的代謝作用燃燒的。再解釋的更清楚一點，脂肪是在我們睡覺時燃燒的，使用脂肪來代謝能量就會燃燒脂肪。因此我們要做的事情，**首先是改善胰島素的機能，再者是增加能夠燃燒脂肪的肌肉量**。

吃完晚飯後體內的血糖值會上升，與此同時也會開始分泌出胰島素。當胰島素把血糖降至一定的程度後就會停止分泌，接下來就換脂質開始分解。因為胰島素很早就發揮作用，所以也要快點降下來才行。

但在體內處於胰島素抗性的情況下，胰島素很難降下來，所以也輪不到脂肪燃燒。想要改善胰島素抗性，可以採用斷食的方式，正因如此，減肥時才會需要進行斷食。

當然，如果採用不吃晚餐的減肥法，在要入睡時因為胰島素已經很低了，自然可以得到不錯的減肥效果。不過，空腹就寢可能會讓人產生心理壓力，所以我並不推薦這種做法。

間歇性斷食是最容易持續的斷食法

間歇性斷食是只要持續進行二十八天，就能養成習慣的飲食法。

在第三章第十節介紹過，為了改善胰島素抗性，並不需要進行為期好幾天的斷食，只要藉由間歇性斷食，也就是一天之中只要有十六個小時不要吃東西，就能帶來很好的效果。

但是對於那些過著每餐都攝取醣類、兩餐之間還要吃點心的人來說，要他們堅持十六個小時不吃東西的飲食法，實在比登天還難。

因此，凡事不能操之過急，要循序漸進才行。

6 實行間歇性斷食的方法

在二十八天裡，第一個星期就是關鍵所在，是否能通過這道門檻，攸關結果的成功與否。

第一週（一至七天）

在第一週的前四天，先採用大骨湯斷食法，並大幅減低醣類的攝取，讓腸道好好休養生息。因為大骨湯裡面含有優良蛋白質，所以能有效改善腸內環境。

第三天完全只喝大骨湯、水和花草茶；第四天的中午，為了避免造成消化的負擔，選擇綠果昔（green smoothie）當作午餐，晚上主食可吃蒸煮蔬菜或沙拉，並攝取少量的蛋白質和脂質。

第五天到第七天，因為已經處在吃少量的食物也能覺得滿足的狀態了，所以有意識地把醣類的攝取量控制在一百克以下，分量大約為兩碗白米飯。吃東西的時間設定在十二小時以內，在這段時間想要維持吃三餐的習慣也沒有關係，但千萬別再碰零食了。

第二週以後（八至二十八天）

從第二週起，要逐漸縮短吃東西的時間。像這樣逐步縮短進食時間的做法，稱為「漸進式斷食」（crescendo fasting，crescendo在音樂術語中的意思即為「漸強」）。從十二小時縮短到十小時，然後是八小時，按部就班地減少吃東西的時間。

剛開始執行的時候，可以先從延遲早餐的時間著手，然後逐步省略早餐。在一天只吃中、晚餐的情況下，從午餐開始的時間算起，到吃完晚餐為止，兩週之間請維持在八個小時以內。以此為標準，可以將一星期內的其中兩天的進食時間設定為八小時，剩下的日子則以十小時當作目標。

從第四週開始，才要開始面對真正的挑戰。例如：每天吃東西的時間只有八小時、每星期中有兩天吃東西的時間只有四小時、一天只能吃一餐等，藉由逐步減少吃東西的時間，來增加自己的壓力。

前面這些目標在執行過程中，會因每個人的狀況而有不同的情形。對有強烈醣類依存症的人（尤其是那些在正餐時間外還會吃零食的人）來說，在初始階段要他們只靠大骨湯過一天，甚至都不容易做到。斷食中出現的腦筋一片空白、手腳麻痺、感到寒冷等症狀，也會讓人打退堂鼓。

如果真的碰到上述這些狀況時，那就先暫停吧。然後在一個月內除正餐外都不要吃點心，也別攝取劣質的脂質，等過了一個月後再挑戰一次吧。此時，幾乎所有人都可以通過考驗了。

斷食和肌肉鍛鍊其實在道理上是相通的，只要不斷重複就能讓體能跟上腳步。就算在挑戰的過程中覺得很難受而必須暫時中斷，**只要不放棄且願意重複嘗試，總有一天你的身體也會轉變成不攝取醣類也完全沒關係**。

在斷食的過程中，有些人會很在意「到底能吃什麼，不能吃什麼」，其實我們需要特別注意的，就是「在吃東西的時間內才能進食」，能做到這樣已經很足夠了。**我希望大家務必堅守的只有一點，那就是不要攝取劣質的脂質**。方法也很簡單，就是不要外食，在家自己煮。

雖然還有些像是要多吃蔬菜、盡可能不要吃小麥（製品）、攝取足夠的水分等細節，但最重要的還是**減少吃東西的時間，盡量延長讓腸道休息的時間**。

間歇性斷食是可以一直持續下去的。基本上我會注意，把每天吃東西的時間設定在八個小時之內。只在八個小時以內進食，然後在用餐結束後到入睡之前，如果能有兩個小時的間隔時間，就不用擔心會變胖了。

7 確實養成運動習慣

在我的線上課堂中，除了要讓大家能在二十八天之內養成間歇性斷食的習慣外，同時也會要求培養運動的習慣，所以會帶大家做運動。

話雖如此，一開始就設定每天跑步三十分鐘，或看著電視螢幕跳有氧舞蹈的話，應該會讓人最多撐個三天就想放棄了吧。加拿大維多利亞大學有一項研究是觀察學生養成定期到健身房所花的時間。研究中儘管受試者們都會受到嚴密的觀察，但要養成一個運動習慣還是需要花費六週的時間。[102]

習慣是在無意識之下所採取的行為，要讓人心甘情願地去做運動，其實心理層面的難度還頗高的。何況要養成在沒有任何人監督的情況下，還願意積極地去做運動的習慣，更是難上加難。

創造能強迫自己運動的環境

為了要養成運動的習慣，我們需要為自己安排一個非去做不可的環境。為此，首先要為自己設定出每天要做的運動量，內容可以簡單到讓人很難想出不去執行的理由。

例如：每天規定自己只要做一次伏地挺身或一次深蹲。不管覺得運動有多麻煩的人，總不會連一次都完成不了吧。不論踏出的步伐有多小，只要能動起來就是好事。

有了第一次之後，接著做第二次、第三次就不是那麼困難的事情了。因此一開始就把目標設定為一次吧。但在這裡有件事我希望大家要特別留意。前一天如果做了十次，那麼今天最少也要做到十次這種想法，反而會成為令人受挫的源頭。

就算前一天做了十次，今天規定自己的次數也還是從一次開始。只要能這麼做，至少不會發生一整天都沒有運動的情形。對於「習慣」來說，最重要的莫過於**重複去做相同的事情**。等到你對重複某件事情沒有任何抵抗感之後，再進一步增加次數和頻率。

「強制力」是另一個重點。想養成運動的習慣，我們需要有支援的「環境」。[103]如何打造出一個會讓我們想去運動的環境，或者說不得不去做運動的環境，是習慣化是否能成功的關鍵。

因此，學員們都要向大家報告自己當天做了多少運動。因為報告運動次數是規定，具有強制力。當一個人要展開行動時，可以告訴身邊的人「我要開始運動啦」，或是每天在社群媒體上發文，總之，為自己創造一個具有強制力的環境也很重要。

設定最終希望達成的目標

為了保持身體健康，最終目標可以設定為每天要鍛鍊肌肉四到十分鐘左右。比起長達三十分鐘的有氧運動，我更重視能預防肌肉萎縮的力量訓練。

我們不需要去健身房用輔助器材或啞鈴，只需利用自己身體的重量來徒手健身就很足夠了。例如：伏地挺身、仰臥起坐、深蹲、弓箭步（兩腳前後拉開後下蹲）、開合跳（跳躍時手腳往左右展開）等。

我建議的運動是高強度間歇訓練，會輪流進行運動和休息，能在短時間內達到提高運動的效果。在二十秒內全力運動，然後休息十秒。以此當作一個循環，連續進行八次共四分鐘的運動。我們的最終目標是，一次做兩個循環。

定期運動能夠促進生長激素的分泌。生長激素是和我們的成長有關的激素，在十幾歲的時候分泌最為旺盛，之後隨著年歲漸長就開始減少了。生長激素是能預防老化的激素，也和肌肉的增加以及皮膚的緊緻程度有關。

做運動是促進生長激素分泌最有效的一種方法。只要持續運動，就能幫助我們維持一個不會老化的身體。

然而，長時間的運動，會造成免疫力下降。倒是短時間又能稍微提高心率的運動，除了可以增加血液中淋巴球的數量，還能強化它們在體內巡邏的速度。只要每天持續做運動，就能活化會去捉捕侵入體內病毒的自然殺手細胞，並且讓身體具備可預防受到病毒感染的防護措施。

8 改善腸內環境的3R

只要能採取間歇性斷食的飲食方式和養成運動的習慣，健康狀況就一定能獲得改善。接著再來介紹能改善腸內環境的方法。

改善腸內環境可以分為三個階段，分別為**重整**（**Reset**）、**重建**（**Rebuild**）**和重植**（**Reinoculate**），取這三個單字開頭的R，就是**改善腸內環境的3R**。實施3R的時候要依照順序來進行。最後「重植」的具體做法就是攝取優質的發酵食品。

有些人為了要改善腸內環境，會食用含有豐富比菲德氏菌和乳酸菌的優格或納豆等發酵食品，又或者是服用具有乳酸菌成分的保健食品。然而各位應該要知道，這些看起來對自己身體有益的事情，對某些人來說，有時候反而帶來反效果。

本書第四章第三節曾介紹過小腸細菌過度增生，有這種症狀的人如果吃了發酵食品或含有乳酸菌配方的藥品，反而會讓腹部的症狀愈加惡化。對腸道菌的平衡已經出現問題的人而言，增加腸內的菌類是一種危險的行為。這和把魚放到汙濁的河川裡，魚兒們就無法生存的道理一樣。把好菌放進骯髒的腸道內，是不會帶來任何效果的。因此我們要做的第一件事情，應該是把河川弄乾淨，也就是清洗腸道。接著來說明實踐的方法。

第一步：重整（Reset）

要重整腸內環境，可以使用傳統醫學上用於改善腸道狀態的藥草或食物，把腸裡的壞菌一掃而空。以下四種東西可以選擇：

A. 牛至油

牛至油（oregano oil）是從兩千五百多年前就被人類使用至今的超級油品。香芹酚（carvacrol）是牛至油成分裡其中一種活性化合物，具有抗病毒、抗菌、抗真菌等的特性，能發揮抵抗腸內的念珠菌等真菌類或其他壞菌的抗菌效果。

體內的念珠菌症不只會出現在腸內，還有女性外陰或陰道念珠菌感染以及舌頭上的鵝口瘡等，不過無論哪一種症狀，牛至油都能發揮其強大的能力來抑制念珠菌增殖。而且牛至油還能對抗白癬菌。

另外，除了感冒和流感，牛至油對於由諾羅病毒和O-157型大腸桿菌所引發的食物中毒症狀，也能發揮功效。

牛至油中含有豐富的維生素C、E等抗氧化物質，能延遲細胞老化，是抗衰老藥物的明日之星。

B. 蘆薈汁

蘆薈汁是把蘆薈的葉子完全磨碎後，所製成的果汁。

蘆薈汁擁有大量的膳食纖維，是腸內好菌的食物，可以改善腸內環境的平衡。蘆薈汁中還有豐富的維生素B群、維生素C和維生素A，以及為數眾多的胺基酸。

在印度傳統醫學阿育吠陀中，蘆薈被用來治療便祕或其他腸胃不適的症狀。蘆薈汁因為具有抗菌性、抗真菌性和抗病毒性的效果，所以能提高人體的免疫力。日本有「有了樹蘆薈，不用看醫生」的說法，自古以來樹蘆薈就被用於治療燒傷和刀傷，在民間療法中經常使用。但請大家注意，「樹蘆薈」和「蘆薈」，是不同的植物。

C. 膠質銀

銀在過去就經常被添加進日常生活中會用到的物品裡，以此達到預防疾病蔓延擴散的效果。而銀被用於醫學治療上，最早的歷史紀錄可追溯到西元一千五百年前的中國漢朝時期。

銀能夠刺穿細菌的細胞壁進到內部，使細菌無法呼吸，並且抑制其增殖。[104]膠質銀（colloidal silver）是銀在水中成均質分布的溶液，具有抗菌、抗病毒和抗真菌的功效。

D. 風鈴木

風鈴木是高度可達八公尺的中型樹木，而黃金風鈴木是巴西國花。

從印加帝國時代起，南美洲原住民就懂得把風鈴木的樹皮乾燥後，用來治療念珠菌和瘧疾的感染症狀。[105]近年來，風鈴木具有的抗癌效果備受世人矚目。

以上四種成分如果持續服用一週，就能打好改善腸內環境的基礎。

9 打造一個好菌的家

重整的階段結束後，接著要進入重建的階段。重建的目的是修復腸內的黏膜組織，打造一個好菌容易居住的環境。

第二步：重建（Rebuild）

A. 活性碳

活性碳具有吸附食品添加物、化學藥品、農藥、重金屬（水銀、鉛、鎘、砷等）的功用。因為活性碳無法經由消化道被人體吸收，所以對於經服用進入體內的物質，具有減少吸收的效果。在醫療中活性碳經常被使用在急性藥物中毒的情況。使用活性碳來清潔腸內，是改善腸內環境不可或缺的一環。

B. 左旋麩醯胺酸

麩醯胺酸（glutamine）是人體可以自行合成的氨基酸，但並非必需胺基酸。但是當我們受傷或受到感染，在身體承受壓力的情況下，很容易出現不足的情形，這時只得不斷補充胺基酸才行。

人體有三〇％的麩醯胺酸存在於腸內。麩醯胺酸具有能夠改善腸黏膜空隙，也就是緊密連接（tight junction）的效果。換句話說，就是能修復腸漏症，解決腸內發炎的問題。

在重建階段，可服用活性碳一個星期，左旋麩醯胺酸營養補充品六個星期。並且有意識地攝取以下這些食物：

- 椰子油、中鏈三酸甘油脂（MCT oil）：具有抗真菌的效果。
- 薑黃、薑、大蒜：具有抗發炎以及改善腸內環境的效果。
- 草飼奶油（grass-fed butter）、草飼酥油（grass-fed ghee）：具有改善腸道發炎。
- 蘋果醋：具有抗氧化的效果。

第三步：重植（Reinoculate）

在攝取一星期的活性碳，結束重建之後（仍繼續服用麩醯胺酸），來到最終階段的重植了。這時候需要食用有膳食纖維和發酵的食品。

關於發酵食品，日本人只要攝取在日常生活中唾手可得又自然的食品就可以了。除了要吃蔬菜水果來攝取膳食纖維，還要多吃好菌喜歡的食物——益生菌。

A. 益生菌

- 蔥
- 洋蔥
- 蘆筍
- 棉子糖（從甜菜中抽取出來製成的天然寡糖）
- 蒟蒻（葡甘露聚醣）

B. 發酵食品

- 納豆

- 泡菜
- 味噌
- 醬油
- 味醂
- 米糠醃菜
- 麴
- 康普茶（kombucha，也稱作紅茶菌茶，是加入砂糖的紅茶、綠茶或烏龍茶，經過發酵所製成的飲料）

前面提到的這些食物，如果多少能出現在每日的餐桌上，那麼一定可以打造出一個適合日本人的腸內環境。

因為優格、德式酸菜、牛奶酒（kephir）等發酵食品，並非日本人自古以來就習慣攝取的食物，因此我認為，吃這些東西有可能造成日本人的腸道菌平衡崩解的風險。

10 堅持一輩子的健康習慣

人類在面對短期的立即性慾望時，會相當具有行動力。可是當面對長期的正向目標時，卻不擅於採取持續性的行動。

參加為期二十八天養成健康習慣的活動後，許多人都感到自己的身體狀態變好了。可是在活動結束後，卻又恢復到原本的生活型態。尤其是只花二十八天所養成的運動習慣還不穩固，只要偷懶一次，就會不斷出現拖拖拉拉懶得運動的行為，最後又恢復到原來的生活型態。所以在活動結束後，學員還是要回報是否仍繼續做運動，在三個月內做了多少運動。只要能持續約九十天，之後有哪一天沒做運動，身體就會出感覺不太對勁的情況。

所以在不勉強自己的情況下，無論如何請先堅持三個月，倘若能做到的話，你將會看到前所未見的美好光景展現在你的眼前。

只要持之以恆，身體渴望的東西也會改變

「持續」是培養健康的生活習慣中，會遭遇的最大障礙。

在有減重目的的情況下，可以持續執行間歇性斷食長達好幾個月。等到達成目標後，就可以稍微放鬆規定了，例如：把進食的時間縮短到十二小時之內，這樣並不會有問題。我自己在一週之內有五天，會把吃東西的時間設定在八個小時以內，但無論怎麼延長，也不會超過十二個小時。

千萬別再碰加工食品，特別是餅乾、低劣的脂質、市販的果汁和汽水等，看似很困難，但其實只要不吃這些東西一段時間，然後再次吃進這些東西，並親自體驗到身體不舒服的感覺後，自然就會遠離它們了。

以前我每天都會到便利商店買巧克力來吃，但現在就算這些巧克力出現在我面前，也引不起我去吃它們的慾望。這是因為那些是身體本來就不需要的東西，我自然就不會想再放進嘴裡了。

享受沒有壓力又自在的生活

醣類（碳水化合物）原本是人類主要的營養來源。過了一段限（低）醣生活後，我們還是得回到攝取醣類的生活才行。

地球上有五個稱作藍色寶地（Blue Zone）的長壽地區，這些地方有許多年紀已有九十、一百歲以上的高齡老人，卻依然充滿活力地生活著，而沖繩就是其中一處（不過，沖繩現在卻是日本國內肥胖人口比例最高的地區，因此這裡只能以沖繩的高齡人士為對象）。

沖繩的年長者在日常生活中，幾乎沒有攝取蛋白質和脂質，而是以番薯為主食，因此攝取的營養中有九〇％為碳水化合物。他們吃飯只吃八分飽，絕不會吃到撐了才停止。他們還喜歡起身走動，不會久坐不起。此外，他們也會積極參與團體的活動，不讓自己感覺孤單寂寞。以上是沖繩的年長者所恪守的生活型態。

每當我們提到「為了健康該怎麼做」的時候，往往都把焦點侷限在什麼該吃、什麼不該吃這些事情上，**但最重要的是該如何過不會累積壓力的生活**。

我在自己經營的線上健康教室中，已經介紹過腸內洗淨法、排毒法和預防癌症的飲食法等內容，但我認為並不是每個人都需要去執行這些方法。

只要嘗試本書中介紹的方法，重整一下自己到目前為止的生活型態，其實就已經能達到很好的效果了。

希望大家能去思考，什麼才是自己應該遵循的生活型態，並在這一生中持續不斷摸索自己所需要的營養、運動、睡眠和壓力管理。

結語

健康不平等的時代已經到來

二〇二〇年四月，我的電子信箱收到了一封不知道是誰寄來的郵件。打開來看，信件的內容原來是詢問我是否有寫書出版的意願。因為過去我也曾經收到過這種陌生的郵件，因此腦中只出現「又來了」的念頭。但當我再次確認之後才發現，「這封信真的是出版社寄來的！」著實嚇了一跳。其實關於寫書我一直有個模糊的想法，但總覺得那會是好久以後的事。

二〇二〇年初，新冠肺炎的疫情已經在全世界鬧得沸沸揚揚了。可是在一月時，日本國內似乎對疫情仍漠不關心，媒體也沒有做什麼報導，當時我對於沒有被認真看待這麼重大的事情感到很氣憤。由於從日本的報導中無法得到充分的資訊，因此連日來我都在閱讀歐美的醫學論文。

不久之後，我覺得必須趕緊把吸收到的資訊公布出來，於是開始透過YouTube來發聲。在開始發布新冠肺炎的資訊前，訂閱頻道的人數還很少，但過了兩個月後，竟然得到超過兩萬人的關注。之後Cross Media Publishing出版社也注意到，在YouTube上成為話題的Dr. Ishiguro頻道，於是才有了本書的問世。

到了二〇二〇年八月為止，報紙和電視上關於新冠肺炎的報導，不外乎是有多少人受到感染，或「請盡量不要外出，避免和其他人接觸」等一些衛生政令的宣導，皆是讓人感到烏雲罩頂的壞消息。其實我從一開始就很反對媒體報導事情的方式。

的確，新冠肺炎的病毒具有很強的感染力，出現重症時的致死率也很高。但我們真正該做的，應該是去思考如何讓自己不被感染，或者已經感染了的話，該怎麼做才能治好，注意力要集中在自己的免疫力上，而不是一直提心吊膽，擔心自己是否也可能中標。歐美的報告中有提到，肥胖者對新型冠狀病毒的抵抗能力較差。因此本書中，是以減肥和提升免疫力這兩點作為主旨，於是便開始執筆寫作。

或許有不少讀者會覺得，本書的內容和目前市面上的出版品有點不一樣。的確，本書中提到的健康法，是經過我實際反覆實踐後所得到的方法。在我的指導下，已經有超過上百人親身體驗過，並且獲得一定的成效。因此，本書並非照單全收前人已經發表過的內容。知識需伴隨經驗，才能淬鍊為真正的理解和智慧。本書中所提到的健康法，都是由經過我親身驗證的智慧所構成的。

不知道大家是否有聽過「健康不平等」一詞？健康不平等指的是，個人因生長環境、從事的職業和所得高低的不同，造成罹患疾病的風險以及壽命長短的差異。

現代人有許多機會，吃到以便宜的醣類為主所製成的加工食品，相較之下，吃到價格相對較高的蔬菜水果的機會就隨之減少。雖然這個現象或許可以歸咎於日本人的所得正在逐年下降，但我覺得問題不只這樣。造成健康不平等最主要的原因在於，大家「真的不知道」現在吃下肚的東西其實對身體不好。

日本將超越高齡化社會，往人口中有二〇％以上是六十五歲以上的超高齡社會邁進。從現代的健康狀態來看，我們在迎向超高齡社會時，可以預見醫療和看護費用等社會保險費，將會面臨崩潰的危機。日本人的平均壽命雖然高居世界第二，但是在「健康壽命」（能夠不受限制地過日常生活）上，男性要比平均壽命低八・四歲，女性則低十二・一歲。

從這個數字我們可以知道，晚年時能夠自立生活的日本人真的不多。因此，現在正處於四、五十歲的人，都應該擁有正確的健康知識，養成持續運動的習慣，讓自己無論活到幾歲，都能夠自己好好生活。另外，只要能妥善處理好自己的壓力，那麼將來健康和經濟問題，就已經解決一大半了。

貧困的兒童肥胖比例較高，現在已成了社會問題。我們應該讓孩子們了解，吃下大量的加工食品和碳水化合物，以及吃到感覺飽足為止的飲食習慣，會對身體造成傷害。此外還要透過飲食教育（食育）告訴他們，多吃蔬菜水果是非常重要的事才行。

與其說健康不平等的問題源自收入的高低落差，還不如說是肇因於擁有健康知識的多寡。只要延長「不吃東西的時間」，就能在不必大幅改變伙食費的情況下，轉變為健康的飲食方式。就算每一步的改變步伐都很小也沒有關係，只要有確實去進行就對了。

目前我利用在醫院服務以外的時間，在線上經營健康教室。除了飲食之外，我還提供包含運動、睡眠和冥想等，對健康有益的習慣養成計畫。另外，因為憂鬱的情緒和壓力，是健康的頭號敵人，所以我還分享了「笑」的練習喔。

我所做的事情在其他醫師看來堪稱「異類」，甚至還會有人懷疑我一定是在葫蘆裡賣什麼膏藥吧。儘管如此，支持我繼續做下去的，是最理解我的太太賀子，她同時也是一位內科醫師。起初，我對以醫師的身分在YouTube上開設頻道來傳遞訊息，確實有點不自在，但是我兩個兒子達也和陽路每天都會去看我上傳的影片，並且第一個按讚，這也成為我不斷更新YouTube內容的原動力。到了二〇二〇年九月，現在我的頻道訂閱人數已達六萬七千多人了。從今以後，我仍將持續為提升日本人的健康，盡可能提供一己之力。

二〇二〇年九月吉日
作者 **筆**

參考文獻

1 Joshi Shilpa & Viswanathan Mohan, *Ketogenic diets:Boon or bane?*, 2018.

2 Gary D Foster et al., *Weight and metabolic outcomes after 2 years on a low-carbohydrate versus low-fat diet:a randomized trial*, 2010.

3 Jennifer J Rayner et al. *Very low calorie diets are associated with transient ventricular impairment before reversal of diastolic dysfunction in obesity*, 2019.

4 Corby K Martin et al., *Effect of calorie restriction on resting metabolic rate and spontaneous physical activity*, 2007.

5 Timothy S Church et al., *Changes in weight, waist circumference and compensatory responses with different doses of exercise among sedentary, overweight postmenopausal women*, 2009.

6 Priya Sumithran et al., *Long-term persistence of hormonal adaptations to weight loss*, 2011.

7 Michael Rosenbaum et al., *Long-term persistence of adaptive thermogenesis in subjects who have maintained a reduced body weight*, 2008.

8 Rundles RW et al., *Trans Assoc Am Physicians*, 1963.

9 Paul Trayhurn, *Hypoxia and adipose tissue function and dysfunction in obesity*, 2013.

10 F Item & D Konrad, *Visceral fat and metabolic inflammation: the portal theory revisited*, 2012.

11 Jordi Pegueroles et al., *Obesity and Alzheimer's disease, does the obesity paradox really exist? A magnetic resonance imaging study*, 2018.

12 Laurent Younes et al., *Identifying Changepoints in Biomarkers During the Preclinical Phase of Alzheimer's Disease*, 2019.

13 Deborah Janowitz et al., *Association between waist circumference and gray matter volume in 2344 individuals from two adult community-based samples*, 2015.

14 Axel Kallies, *T cell immunosurveillance controls B lymphoma development*,

2014.
15 D Craig Allred, *Ductal carcinoma in situ: terminology, classification, and natural history*, 2010.
16 Preetha Anand, *Cancer is a preventable disease that requires major lifestyle changes*, 2008.
17 Xiao Dong, Brandon Milholland & Jan Vijg, *Evidence for a limit to human lifespan*, 2016.
18 Hojun Lee et al., *Exercise training increases skeletal muscle strength independent of hypertrophy in older adults aged 75 years and older*, 2019.
19 Jean Robert Rapin & Nicolas Wiernsperger, *Possible links between intestinal permeability and food processing: A potential therapeutic niche for glutamine*, 2010.
20 P G Jackson et al., *Intestinal permeability in patients with eczema and food allergy*, 1981.
21 Emily R Davenport et al., *Seasonal variation in human gut microbiome composition*, 2014.
22 Lawrence A David et al., *Diet rapidly and reproducibly alters the human gut microbiome*, 2014.
23 Aleksandra Tomova et al., *The Effects of Vegetarian and Vegan Diets on Gut Microbiota*, 2019.
24 Vincent B Young & Thomas M Schmidt, *Antibiotic-associated diarrhea accompanied by large-scale alterations in the composition of the fecal microbiota*, 2004.
25 Les Dethlefsen & David A Relman, *Incomplete recovery and individualized responses of the human distal gut microbiota to repeated antibiotic perturbation*, 2011.
26 Joshua Z Goldenberg, *Dominik Mertz & Bradley C Johnston, Probiotics to Prevent Clostridium difficile Infection in Patients Receiving Antibiotics*, 2018.
27 Fredrik Bäckhed et al., *The gut microbiota as an environmental factor that regulates fat storage*, 2004.
28 Peter J Turnbaugh et al., *An obesity-associated gut microbiome with*

increased capacity for energy harvest, 2006.

29 Peter J Turnbaugh et al., *An obesity-associated gut microbiome with increased capacity for energy harvest*, 2006.

30 Carlotta De Filippo et al., *Impact of diet in shaping gut microbiota revealed by a comparative study in children from Europe and rural Africa*, 2010.

31 Tanusree Sen et al., *Diet-driven microbiota dysbiosis is associated with vagal remodeling and obesity*, 2017.

32 Na-Ri Shin, Tae Woong Whon & Jin-Woo Bae, *Proteobacteria: microbial signature of dysbiosis in gut microbiota*, 2015.

33 Jacques Amar et al., *Energy intake is associated with endotoxemia in apparently healthy men*, 2008.

34 Luying Peng et al., *Butyrate enhances the intestinal barrier by facilitating tight junction assembly via activation of AMP-activated protein kinase in Caco-2 cell monolayers*, 2009.

35 Tim Vanuytsel et al., *Psychological stress and corticotropin-releasing hormone increase intestinal permeability in humans by a mast cell-dependent mechanism*, 2014.

36 Raphaela Cecília Thé Maia de Arruda Falcão et al., *Processed and ultra-processed foods are associated with high prevalence of inadequate selenium intake and low prevalence of vitamin B1 and zinc inadequacy in adolescents from public schools in an urban area of northeastern Brazil*, 2019.

37 Bernard Srour et al., *Ultra-processed food intake and risk of cardiovascular disease: prospective cohort study (NutriNet-Santé)*, 2019.

38 Thibault Fiolet et al., *Consumption of ultra-processed foods and cancer risk: results from NutriNet-Santé prospective cohort*, 2018.

39 Shanti Velmurugan et al., *Dietary nitrate improves vascular function in patients with hypercholesterolemia: a randomized, double-blind, placebo-controlled study*, 2016.

40 Leonardo Trasande et al., *Estimating burden and disease costs of exposure to endocrine-disrupting chemicals in the European union*, 2015.

41 Julia R Varshavsky et al., *Dietary sources of cumulative phthalates exposure*

among the U.S. general population in NHANES 2005-2014, 2018.
42 D J Pettitt et al., *Insulinemia in children at low and high risk of NIDDM*, 1993.
43 Danielle Lann & Derek LeRoith, *Insulin resistance as the underlying cause for the metabolic syndrome*, 2007.
44 Etan Orgel & Steven D Mittelman, *The links between insulin resistance, diabetes, and cancer*, 2013.
45 Andrew M F Johnson, Shaocong Hou & Pingping Li, *Inflammation and insulin resistance: New targets encourage new thinking: Galectin-3 and LTB 4 are pro-inflammatory molecules that can be targeted to restore insulin sensitivity*, 2017.
46 Satoshi Kadowaki et al., *Fatty Liver Has Stronger Association With Insulin Resistance Than Visceral Fat Accumulation in Nonobese Japanese Men*, 2019.
47 Negar Naderpoor et al., *Faecal Microbiota Are Related to Insulin Sensitivity and Secretion in Overweight or Obese Adults*, 2019.
48 Irina Ciubotaru et al., *Significant differences in fecal microbiota are associated with various stages of glucose tolerance in African American male veterans*, 2015.
49 Junjie Qin et al., A *metagenome-wide association study of gut microbiota in type 2 diabetes*, 2012.
50 Nadja Larsen et al., *Gut microbiota in human adults with type 2 diabetes differs from non-diabetic adults*, 2010.
51 Els van Nood et al., *Duodenal infusion of donor feces for recurrent Clostridium difficile*, 2013.
52 Anne Vrieze et al., *Transfer of intestinal microbiota from lean donors increases insulin sensitivity in individuals with metabolic syndrome*, 2012.
53 Jessica R Allegretti et al., *Effects of Fecal Microbiota Transplantation With Oral Capsules in Obese Patients*, 2020.
54 Bo Kyung Koo, *The Differential Association between Muscle Strength and Diabetes Mellitus According to the Presence or Absence of Obesity*, 2019.
55 G Natalucci et al., *Spontaneous 24-h ghrelin secretion pattern in fasting subjects: maintenance of a mealrelated pattern*, 2005.

56 Ulrick Espelund et al., *Fasting unmasks a strong inverse association between ghrelin and cortisol in serum: studies in obese and normal-weight subjects*, 2005.

57 Ana B Crujeiras et al., *Weight regain after a diet-induced loss is predicted by higher baseline leptin and lower ghrelin plasma levels*, 2010.

58 L D Clamp et al., *Enhanced insulin sensitivity in successful, long-term weight loss maintainers compared with matched controls with no weight loss history*, 2017.

59 Elizabeth F Sutton et al., *Early Time-Restricted Feeding Improves Insulin Sensitivity, Blood Pressure, andOxidative Stress Even without Weight Loss in Men with Prediabetes*, 2018.

60 Mohammed A Alzoghaibi et al.,*Diurnal intermittent fasting during Ramadan: the effects on leptin and ghrelin levels*, 2014.

61 Andrea Di Francesco et al., *A time to fast*, 2018.

62 Shariq Najeeb et al., *The Role of Nutrition in Periodontal Health:An Update*, 2016.

63 Gwendolyn N Y van Gorkom et al., *Influence of Vitamin C on Lymphocytes: An Overview*, 2018.

64 R M Douglas, E B Chalker & B Treacy, *Vitamin C for preventing and treating the common cold*, 2000.

65 H C Gorton & K Jarvis, *The effectiveness of vitamin C in preventing and relieving the symptoms of virus-induced respiratoryinfections*, 1999.

66 Denise C Hunter et al., *Consumption of gold kiwifruit reduces severity and duration of selected upper respiratory tract infection symptoms and increases plasma vitamin C concentration in healthy older adults*, 2011.

67 Renée Wilson et al., *Inadequate Vitamin C Status in Prediabetes and Type 2 Diabetes Mellitus: Associations with Glycaemic Control, Obesity, and Smoking*, 2017.

68 Femke Baeke et al., *Vitamin D: modulator of the immune system*, 2010.

69 Mark Alipio, *Vitamin D Supplementation Could Possibly Improve Clinical Outcomes of Patients Infected with Coronavirus-2019(COVID-19)*, 2020.

70 Akiko Nanri et al., *Serum 25-hydroxyvitamin d concentrations and seasonspecific correlates in Japanese adults*, 2011.

71 Yu Mi Lee, Se A Kim & Duk Hee Lee, *Can Current Recommendations on Sun Exposure Sufficiently Increase Serum Vitamin D Level?: One-Month Randomized Clinical Trial*, 2020.

72 Harri Hemilä, *Zinc lozenges and the common cold: a meta-analysis comparing zinc acetate and zinc gluconate, and the role ofzinc dosage*, 2017.

73 Noboru Uchide et al., *Effect of antioxidants on apoptosis induced by influenza virus infection: inhibition of viral gene replication and transcription with pyrrolidine dithiocarbamate*, 2002.

74 Aartjan J W te Velthuis. et al., *Zn(2+) inhibits coronavirus and arterivirus RNA polymerase activity in vitro and zinc ionophores block the replication of these viruses in cell culture*, 2010.

75 Darrell Hulisz, *Efficacy of zinc against common cold viruses: an overview*, 2004.

76 Harri Hemilä, *Zinc lozenges and the common cold: a meta-analysis comparing zinc acetate and zinc gluconate, and the role of zinc dosage*, 2017.

77 Hyun Kun Lee et al., *The effect of exercise on prevention of the common cold: a meta-analysis of randomized controlled trial studies*, 2014.

78 David C Nieman et al., *Upper respiratory tract infection is reduced in physically fit and active adults*, 2011.

79 Eduardo Agüera et al., *Denervated muscle extract promotes recovery of muscle atrophy through activation of satellite cells. An experimental study*, 2017.

80 Jacob A Siedlik et al., *Acute bouts of exercise induce a suppressive effect on lymphocyte proliferation in human subjects: A meta-analysis*, 2016.

81 Austin B Bigley et al., *Acute exercise preferentially redeploys NK-cells with a highly-differentiated phenotype and augments cytotoxicity against lymphoma and multiple myeloma target cells*, 2014.

82 Jean-Philippe Chaput, Caroline Dutil & Hugues Sampasa-Kanyinga, *Sleeping hours: what is the ideal number and how does age impact this?*, 2018.

83 Maiken Nedergaard, *Neuroscience. Garbage truck of the brain*, 2013.

84 Lulu Xie et al., *Sleep drives metabolite clearance from the adult brain*, 2013.

85 J Born et al, *Effects of sleep and circadian rhythm on human circulating immune cells*, 1997.

86 Sanjay R Patel et al., *A prospective study of sleep duration and pneumonia risk in women*, 2012.

87 Aric A Prather & Cindy W Leung, *Association of Insufficient Sleep With Respiratory Infection Among Adults in the United States*, 2016.

88 Julie Lasselin et al,. *Effect of long-term sleep restriction and subsequent recovery sleep on the diurnal rhythms of white blood cell subpopulations*, 2015.

89 Brice Faraut et al., *Napping reverses the salivary interleukin-6 and urinary norepinephrine changes induced by sleep restriction*, 2015.

90 Slobodanka Pejovic et al., *Effects of recovery sleep after one work week of mild sleep restriction on interleukin-6 and cortisol secretion and daytime sleepiness and performance*, 2013.

91 Mayumi Watanabe et all., *Association of short sleep duration with weight gain and obesity at 1-year follow-up: a large-scale prospective study*, 2010.

92 Markus H Schmidt, *The energy allocation function of sleep: a unifying theory of sleep, torpor, and continuous wakefulness*, 2014.

93 Luca Imeri & Mark R Opp, *How (and why) the immune system makes us sleep*, 2009.

94 Antonio Carrillo-Vico et al,. *Melatonin: buffering the immune system*, 2013.

95 Hana M A Fakhoury et al., *Vitamin D and intestinal homeostasis: Barrier, microbiota, and immune modulation*, 2020.

96 Sarah Laxhmi Chellappa et al, *Non-visual effects of light on melatonin, alertness and cognitive performance: can blue-enriched light keep us alert?*, 2011.

97 Gaston Godin & Mark Conner, *Intention-behavior relationship based on epidemiologic indices: an application to physical activity*, 2008.

98 Phillippa Lally et al., *How are habits formed: Modelling habit formation in the*

real world, 2009.

99 Bas Verplanken & Henk Aarts, *Habit, Attitude, and Planned Behaviour: Is Habit an Empty Construct or an Interesting Case of Goal-directed Automaticity?*, 2011.

100 Elizabeth F Sutton et al., *Early Time-Restricted Feeding Improves Insulin Sensitivity, Blood Pressure, and Oxidative Stress Even without Weight Loss in Men with Prediabetes*, 2018.

101 Daniel D Langleben et al., *Depot naltrexone decreases rewarding properties of sugar in patients with opioiddependence*, 2011.

102 Navin Kaushal & Ryan E Rhodes, *Exercise habit formation in new gym members: a longitudinal study*, 2015.

103 David Neal et al., *The Science of Habit CREATING DISRUPTIVE AND STICKY BEHAVIOR CHANGE IN HANDWASHING BEHAVIOR*, 2015.

104 Wilson Sim et al., *Antimicrobial Silver in Medicinal and Consumer Applications: A Patent Review of the Past Decade (2007~2017)*, 2018.

105 Gurpreet Kaur & Neelam Verma, *Nature curing cancer - review on structural modification studies with natural active compounds having anti-tumor efficiency*, 2015.

吃不胖的免疫力飲食法：吃對食物×調整腸道×168斷食法，一定健康瘦下來/石黑成治 著；林巍翰 譯
-- 初版. -- 臺北市：時報文化出版企業股份有限公司, 2021.03
面； 公分. --（身體文化；163）
譯自：食べても太らず、免疫力がつく食事法
ISBN 978-957-13-8711-6（平裝）
1. 健康飲食 2.減重
411.3 110002527

ISBN 978-957-13-8711-6
Printed in Taiwan.

身體文化 163

吃不胖的免疫力飲食法：吃對食物×調整腸道×168斷食法，一定健康瘦下來

食べても太らず、免疫力がつく食事法

作者 石黑成治｜**譯者** 林巍翰｜**主編** 郭香君｜**責任編輯** 龍穎慧｜**責任企劃** 張瑋之｜**封面、彩頁設計** 李佳隆｜**內文排版** 徐美玲｜**插圖** 八鳥 Neko（Konoha）｜**編輯總監** 蘇清霖｜**董事長** 趙政岷｜**出版者** 時報文化出版企業股份有限公司 108019 臺北市和平西路三段 240 號 4 樓 **發行專線**—(02)2306-6842 **讀者服務專線**—0800-231-705・(02)2304-7103 **讀者服務傳真**—(02)2304-6858 **郵撥**—19344724 時報文化出版公司 **信箱**—10899 台北華江橋郵局第 99 信箱 **時報悅讀網**—www.readingtimes.com.tw ｜**綠活線臉書**—https://www.facebook.com/readingtimesgreenlife ｜**法律顧問** 理律法律事務所 陳長文律師、李念祖律師｜**印刷** 盈昌印刷有限公司｜**初版一刷** 2021 年 3 月 19 日｜**定價** 新台幣 320 元｜

時報文化出版公司成立於一九七五年，並於一九九九年股票上櫃公開發行，
於二〇〇八年脫離中時集團非屬旺中，以「尊重智慧與創意的文化事業」為信念。